Maier

Der kleine Fuß-Coach

AF630448

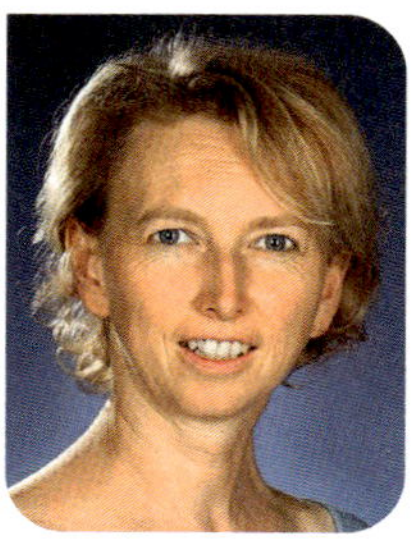

Ulrike Maier ist Sport-, Bewegungs- und Physiotherapeutin. Seit 13 Jahren arbeitet sie in einer Darmstädter Physiotherapie-Praxis und hat am eigenen Leib durch Bänder- und Achillessehnenabrisse erlebt, wie es ist, keinen Fuß mehr auf den Boden zu bekommen. Seitdem ist die Behandlung des Fußes ihr Steckenpferd. »Jede Behandlung sollte bei den Füßen beginnen«, sagt sie. Wer seine Füße trainiert, trainiert den ganzen Körper, diese These hat sich an unzähligen Patienten bewahrheitet. Mit dem kleinen Fuß-Coach zeigt sie auf, wie Sie sich sinnvoll auf den Weg machen, um wieder kraftvoll durchs Leben zu gehen. In der Zeitschrift »Physiopraxis« schreibt sie in einer Kolumne regelmäßig mit Witz und Humor über die Arbeit und den Praxisalltag einer Physiotherapeutin.

Ulrike Maier

Der kleine Fuß-Coach

Die besten Übungen gegen Hallux valgus, Spreizfuß, Hammerzeh & Co

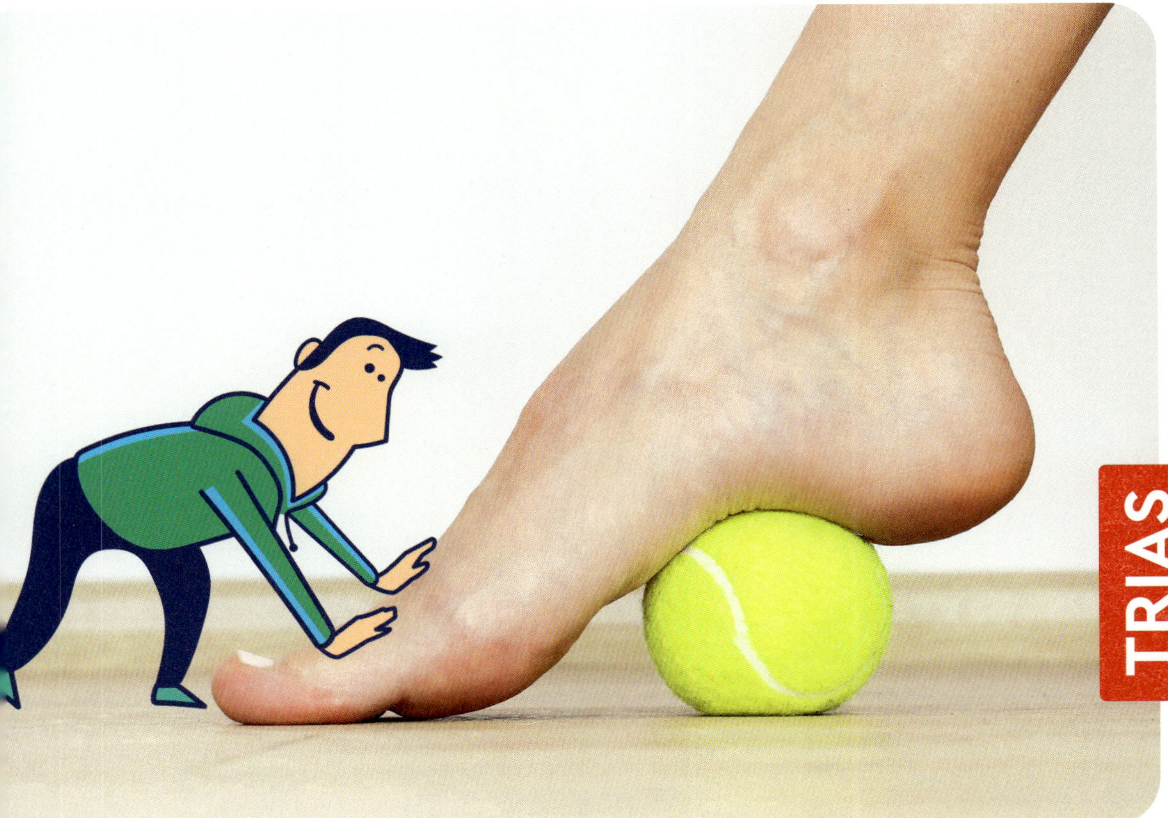

TRIAS

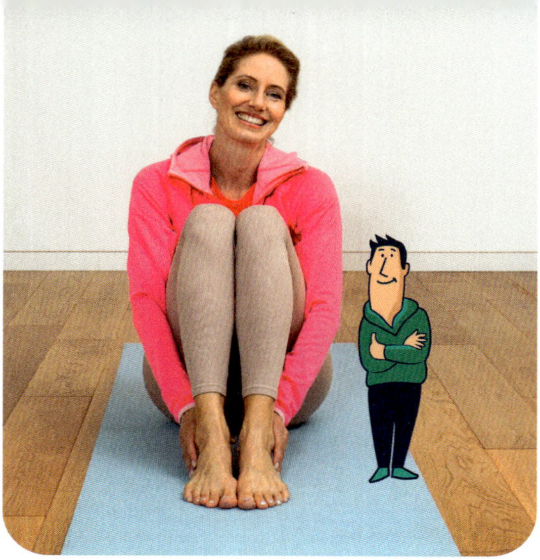

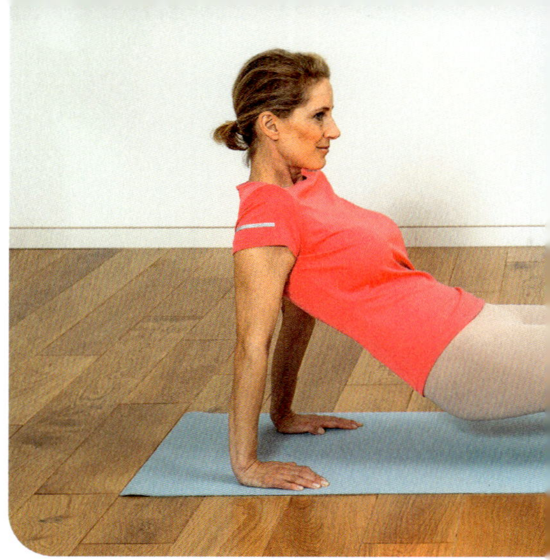

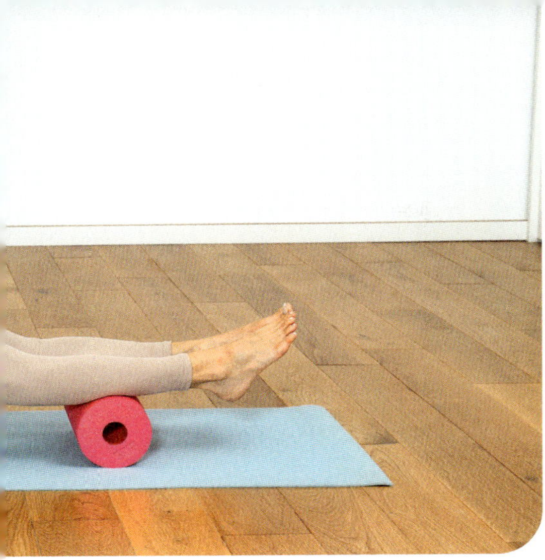

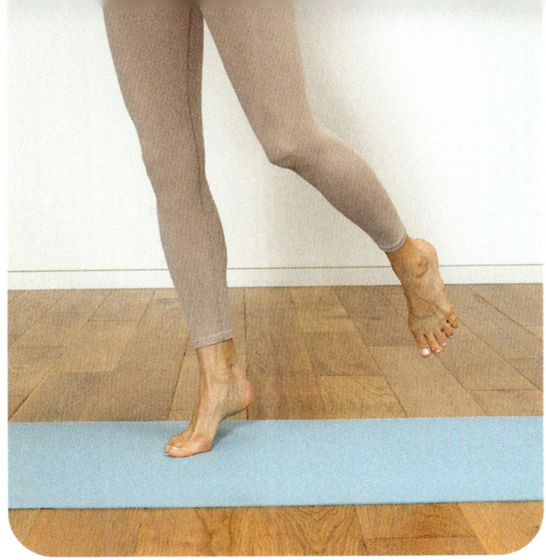

Exkurse

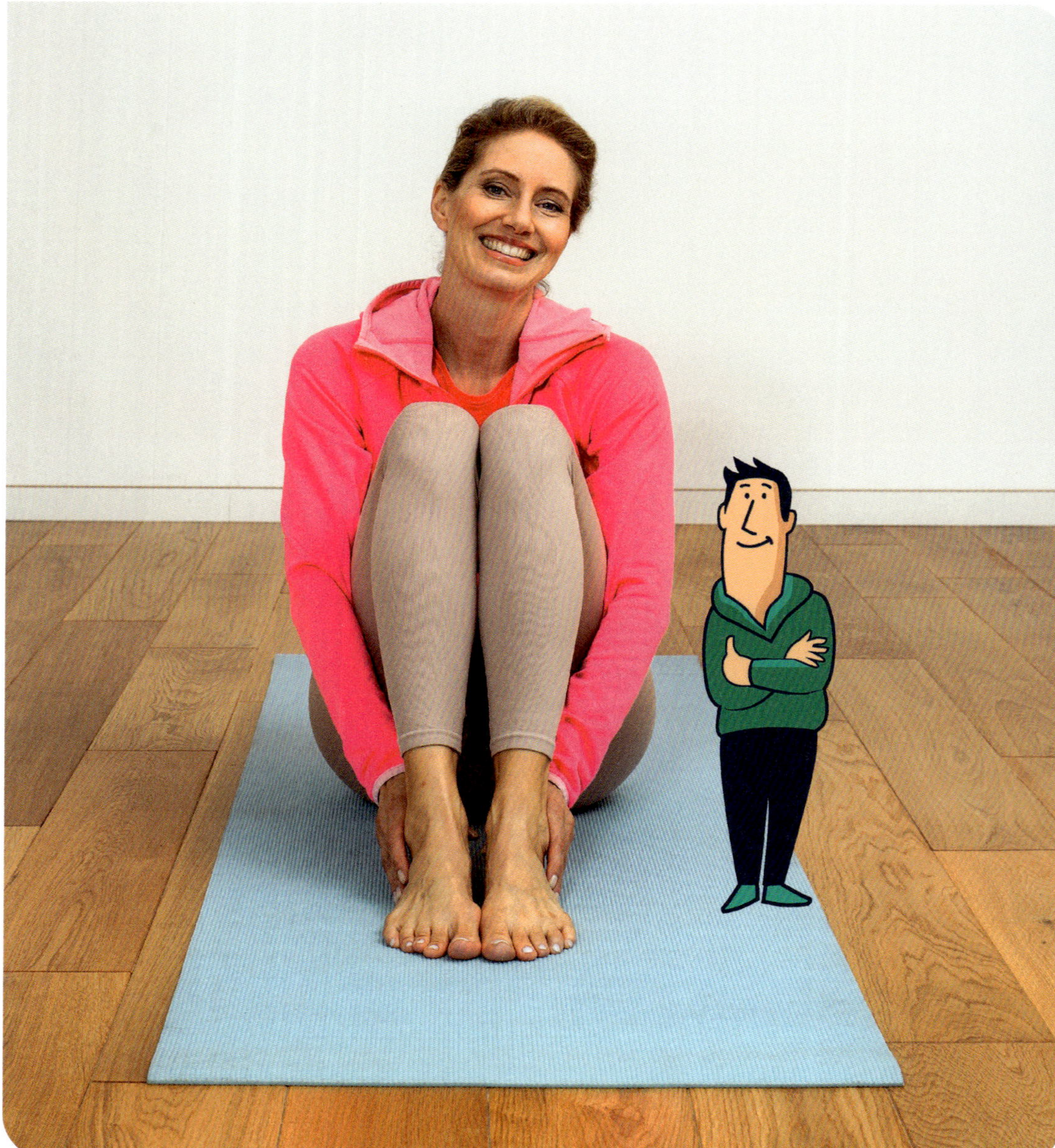

Liebe Leserin, lieber Leser,

Sie sind heute mit dem falschen Fuß aufgestanden? Bringen Sie Ihre Schuhe um? Kommt der Schmerz auf leisen Sohlen oder spitz und laut im Großzehgelenk? Haben Sie gar das Gefühl, dass die Ursache für Ihren Rücken- und Kopfschmerz am anderen Ende des Körpers zu finden ist? Dann sind Sie schon sehr weit gegangen und haben kluge Gedanken!

Die Füße sind die Grundpfeiler unseres Körpers. Becken, Wirbelsäule, der Kopf, die ganze Anatomie bauen auf diesem Fundament auf. Sie befördern uns im Laufe des Lebens zirka viermal um den Erdball. Sie bringen uns voran, geben uns Halt und sind ein Wunderwerk der Konstruktion. Die Füße sind leider am weitesten von unserem Kopf entfernt und deshalb oft getreten und wenig beachtet. Bis es wehtut! Und wenn die Bodenhaftung fehlt, kommt der ganze Mensch ins Stocken.

Daher ist es an der Zeit, den Füßen die Welt zu Füßen zu legen! Mithilfe der Übungen in diesem Buch werden Sie aktiv, fassen wieder Fuß, nehmen die Beine in die Hand und coachen sich selbst, da, wo der Stand ins Schwanken kommt.

Der kleine Coach hilft Ihnen, wieder aufrecht und schmerzfrei durchs Leben zu gehen, die Knackpunkte auszutesten und gezielt die Füße zu stärken.

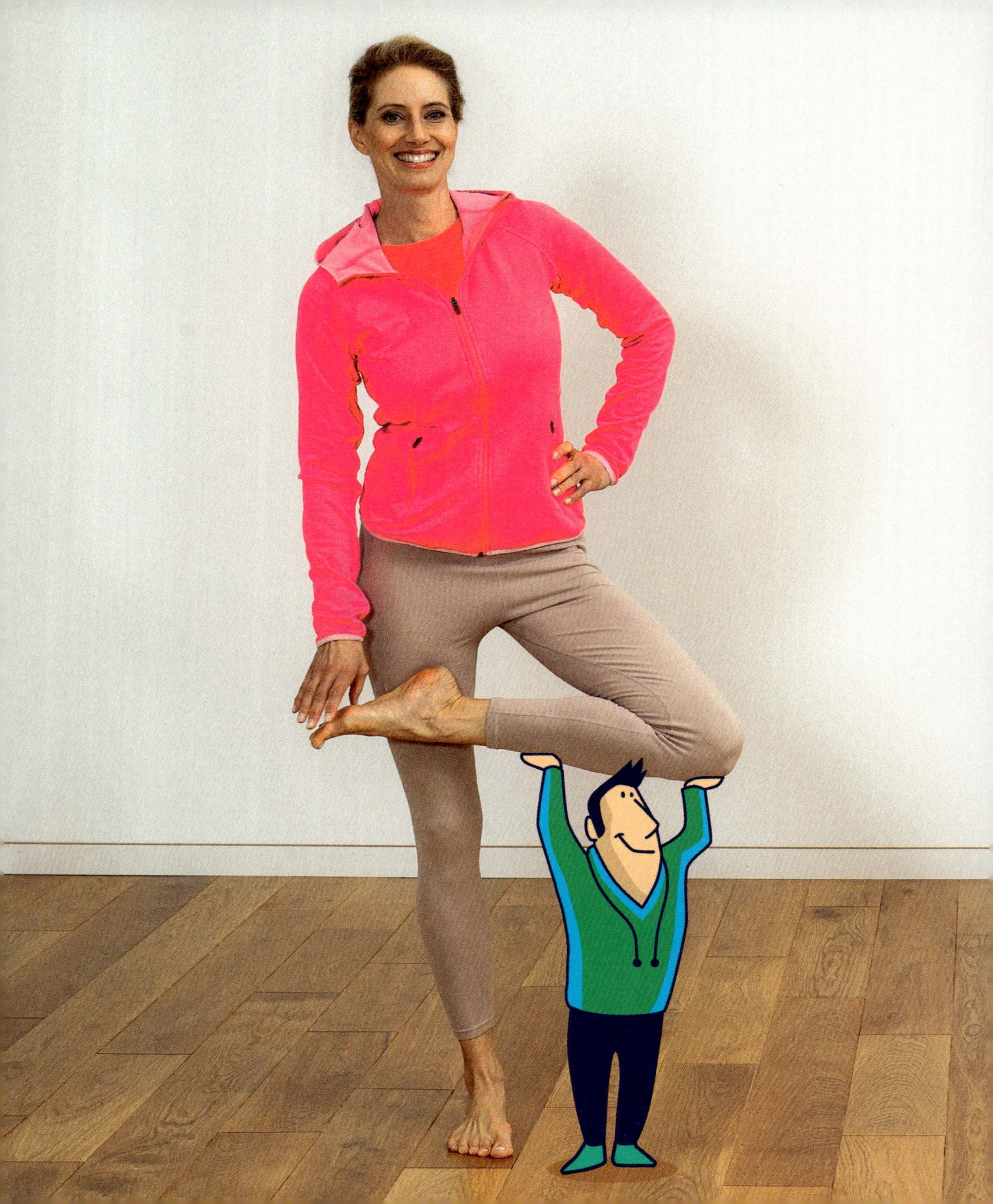

Auf eigenen Füßen stehen

Lernen Sie Ihre Füße kennen, nehmen Sie die Dinge selbst in die Hand und erkennen Sie die Zusammenhänge von Kopf bis Fuß.

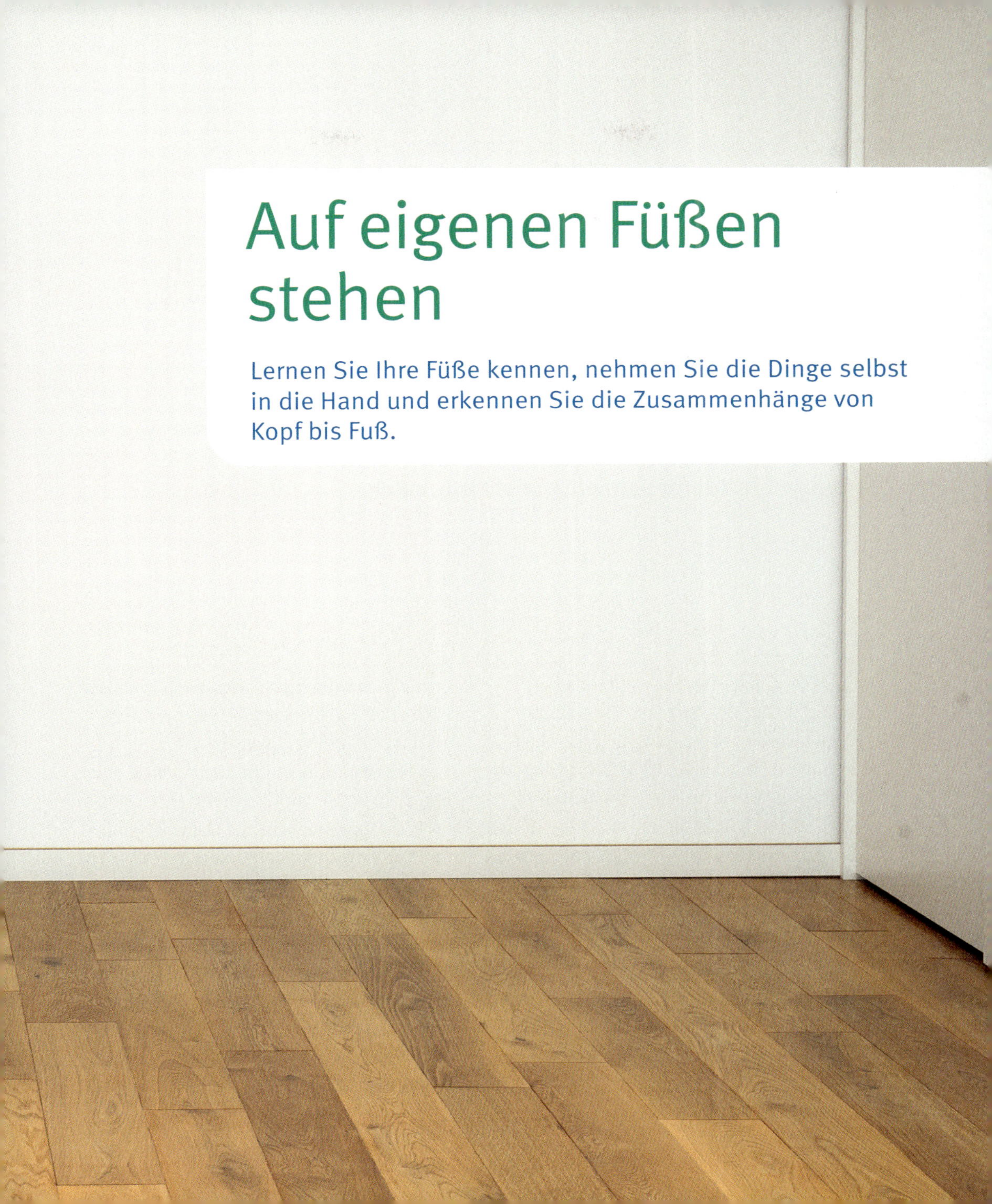

Wir schaffen das, denn wir schaffen was!

Für was steht mein Fuß eigentlich? Was kann ich tun, um wieder »fußläufig« alles zu erreichen? Der kleine Coach erklärt, wie es geht! Gehen Sie mit ihm auf eine spannende Reise – natürlich zu Fuß!

Bravo, den ersten Schritt haben Sie schon getan. Jetzt machen Sie sich mit dem kleinen Coach auf den Weg, eingeschlafene Füße zu wecken. Denn genauso wenig wie die Erde eine Scheibe ist, ist der Fuß ein flaches Brett – auch wenn uns unsere Schuhe das manchmal suggerieren. Unser Körper braucht kein Korsett, er braucht Bewegungsfreiheit.

Der Fuß funktioniert dabei wie ein Nachrichtenticker. Wenn er sich bewegt, bekommt die Zentrale, das Gehirn, Informationen mitgeteilt. Vor allem Veränderungen werden nach oben weitergeleitet. Das Hirn wartet wie eine Nachrichtenredaktion auf Neuigkeiten. Wenn sich nichts bewegt, kann es nicht richtig einordnen, wo der Körper steht. Das ist dann wie die Tagesschau ohne Nachrichten. Wir wissen somit nicht, was in unserer Welt vorgeht, in unserem körpereigenen Kosmos. Dauert diese Nachrichtenleere lange an, verliert also der Körper und damit auch der Fuß ein Gefühl für sich und seine Stellung im Raum. Das heißt, egal, was sie tun: Bewegung ist Trumpf! Um diese Bewegung moderat zu gestalten, ist es gut und wichtig, sich mit seinen Füßen bekannt zu machen.

Stabilität, Fortbewegung und Gleichgewicht

Kein Körperteil ist, anatomisch betrachtet, so komplex wie unsere Füße. Wer es in Zahlen hören möchte: 26 Knochen und 30 Gelenkverbindungen in unterschiedlichsten Formen, die auf ausgeklügelte Weise über Bänder und Muskeln miteinander kommunizieren, bilden ein fantastisches Gewölbekonstrukt. Aber im Gegensatz zu einem architektonischen Gebäude ist der Fuß ein lebender Organismus, der sich durch Muskeln verändern kann, der uns bewegt, der uns stabilisiert, uns transportiert und bei allem immer im Gleichgewicht hält.

Ein schmerzhafter Fuß ist also kein Schicksal, mit dem wir uns arrangieren müssen. Wir können den Aufbau verändern, indem wir unsere Muskeln stärken und geschmeidig halten und damit den Knochenaufbau optimieren. Es gibt dafür nur einen einzigen Weg: Wir kommen in Bewegung und wir bleiben in Bewegung, nur so sind wir dauerhaft gut zu Fuß. Das ist die Geheimformel.

Die Füße »stehen« für den ganzen Körper

Fußarbeit ist Basisarbeit. Alles, was wir aktiv mit unseren Füßen »voranbringen«, hat Auswirkungen auf den ganzen Menschen. Deshalb ist alles, was wir mit unseren Füßen verändern, eine Veränderung am ganzen Körper und an unserer ganzen Haltung. Das Becken, der Rücken, der Schulter-Nacken-Bereich bis hin zu unserem Kopf, alle Bereiche profitieren!

Aktivität schlägt Schmerz

Entscheidend ist: Es gibt nichts Gutes, außer man tut es! Wenn etwas schmerzt, will es nicht geschont, sondern angeschaut werden! Gymnastik steigert Kraft, Koordination, Beweglichkeit, Ausdauer und Gleichgewicht. Das leuchtet jedem ein. Aber jetzt kommt der Clou: Ein moderates Training lindert Schmerzen. Preiswerter geht es nicht – und der am Anfang auftretende Muskelkater ist eine wirklich ungefährliche Nebenwirkung im Vergleich zur pharmakologischen oder operativen Strategie! Sie sind Ihrem Schmerz also in keiner Weise ausgesetzt, sondern können ihm entgegentreten. Das Phänomen ist ein physiologisches Grundgesetz: Bewegung reduziert Substanzen, die Schmerzen produzieren, und hemmt gleichzeitig auch die Schmerzweiterleitung. Wenn es also bei den Übungen manchmal ein bisschen Überwindung kostet, denken Sie daran: Die Bewegung ist ab jetzt Ihr Freund.

Einen weiteren Freund halten Sie schon in der Hand: Mit dem kleinen Fuß-Coach haben Sie sich beste Unterstützung geholt. Er hilft Ihnen beim Selbstmanagement, führt Sie durch den Aufbau des Körpers, zeigt Ihnen mit dem Ampelsystem, welche Übungen sich zum Einstieg für Sie eignen und wie Sie sinnvoll trainieren, damit Sie wieder Fuß fassen und durchs Leben gehen können. Schritt für Schritt!

Wie geht der kleine Fuß-Coach voran?

Die Abfolge ist ganz einfach:

- BeGreifen – Anatomie in vivo
- Prüfen – die Testung
- Einteilen – die Auswertung
- Üben – das Trainingsprogramm
- Einbinden – Übungen in Alltag und Sport

Zu allererst spüren wir uns selbst, begreifen unseren Knochenaufbau und seine Funktion mit Hand und Fuß.

Es folgt ein kurzer Test, der einordnen soll, in welchem Fitnesszustand und statischen Aufbau sich Ihre Füße befinden. Danach können Sie beurteilen, ob Sie mit den Übungen für Einsteiger, Fortgeschrittene oder Experten beginnen. Die Programme beinhalten Übungen zur Kräftigung und Dehnung, für das Gleichgewicht und immer auch eine Abfolge zu einem komplexeren Bewegungsablauf.

Der Funktionstest kann nach acht Wochen wiederholt und somit die Einstufung verändert und Erfolge protokolliert werden. Um eine dauerhafte Veränderung zu erreichen, braucht es zwölf Wochen! Das gilt für alle Verhaltensprozesse im Leben. Zwölf Wochen muss man durchhalten, um eine Automatisierung des Neuen zu erreichen.

Außerdem können für verschiedene »Fußformen« wie z. B. Knick- oder Spreizfuß spezifische Übungen »dazu gebucht« werden. Und wer im Alltag, beim Sport und in der Freizeit das Gelernte mit Spaß einbinden will, für den gibt es noch einige Tipps und Anregungen.

Da steh ich drauf – Anatomie in vivo

Berührende Momente schaffen – das ist Lernen zum Anfassen. Legen Sie selbst Hand an und begreifen Sie Strukturen und Funktionen des Fußes.

Mit gesunden Füßen kommen 98 Prozent aller Säuglinge zur Welt. Im Erwachsenenalter haben allerdings in den Industrienationen 60 Prozent aller Menschen Fußprobleme. Schuld ist laut dem Deutschen Schuhreport von 2010 vor allem das falsche Schuhwerk. Frauen ruinieren sich gerne die Füße mit hohen Absätzen – Gift für jedes Großzehgelenk. In dem vom Deutschen Schuhinstitut beauftragten Schuhreport 2010 kam heraus, dass nur jeder fünfte Bundesbürger Schuhe anhatte, die auch richtig passen!

Raus aus den Schuhen!

Neueste Untersuchungen gehen sogar noch weiter: Beschwerden, die an den Füßen auftreten, kommen in der Hauptsache nicht davon, dass wir zu viel belasten, sondern dass sich die Füße in den Schuhen nicht richtig bewegen können. Und manche Füße werden mit oder ohne Schuhe am Schreibtisch und auf der Couch gar nicht bewegt – und das jahrzehntelang. In der Einführung haben Sie bereits erfahren, dass Körper und Gehirn ein Nachrichten-Netzwerk betreiben.

Bei den Füßen sieht das im Detail so aus: In den Sohlen endet eine Vielzahl an Nervenausläufern des Körpers, die uns wertvolle Rückmeldungen geben, wo wir im wahrsten Sinne des Wortes stehen. Füße aber, die immer in Schuhen stecken – das ist genauso, wie wenn Sie die Hände immer nur in Handschuhen hätten (und zwar in Fäustlingen). Das schränkt nicht nur die Bewegungsfreiheit ein, sondern beraubt uns auch einer Vielzahl an Wahrnehmungsmöglichkeiten, um den Körper immer wieder neu zu justieren. Gehen Sie deshalb barfuß, so oft es die Umstände zulassen! Fangen Sie langsam an und steigern Sie peu à peu die schuhfreie Zeit. Sie sollen nicht auf Schuhe verzichten, denn auf Straßen mit Scherben und bei minus 10 Grad erfüllen sie ihren Sinn! Aber zu Hause dürfen Sie Ihre Zehen jederzeit lüften und auf jeden Fall sollten Sie Ihre Übungen ohne Schuhwerk machen. Dann haben Sie schon viel getan!

Einlagen erst mal einlagern

Einlagen in Schuhen bringen zwar den Fuß in die richtige Position, damit sich der Körper darüber gut aufrichten kann, für Muskulatur und Sensorik sind sie bei ständigem Gebrauch jedoch kontraproduktiv, weil die kleine Fußmuskulatur zum Erliegen kommt. Ein Muskel, der nicht benutzt wird, verkümmert. Das Problem wird auf Dauer größer. Lernen Sie Ihre Füße also erst einmal kennen, bevor Sie sich für Einlagen entscheiden! Um klarer zu s(t)ehen, stellen Sie sich die Frage:

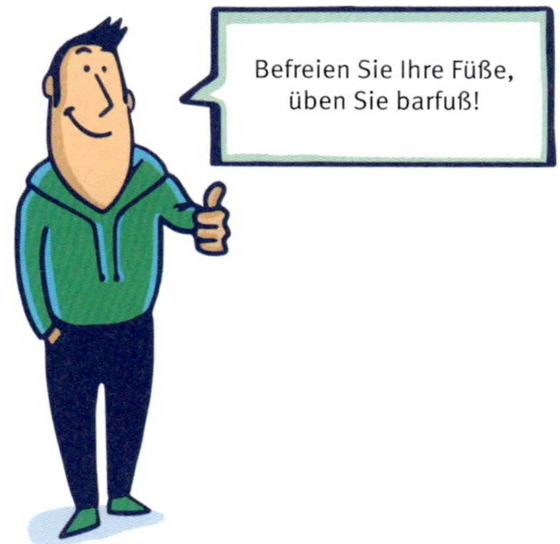

Wann habe ich das letzte Mal meine Füße gespürt, ohne dass ein Schmerz dafür verantwortlich war?

Wenn Sie sich nicht mehr so genau daran erinnern können, ist jetzt endlich Gelegenheit, dass Sie dem anderen Ende des Körpers mehr Aufmerksamkeit schenken. Füße dürfen Sie nämlich mehr pflegen als Ihr Gesicht.

Bekommen Sie ein Gefühl für sich!

Damit Sie den Füßen wieder diese einzigartige Fähigkeit zurückgeben, Ihnen den Stand der Dinge zu übermitteln, schulen Sie am besten Ihre Wahrnehmung.

Sie brauchen kein Anatomiebuch in die Hand zu nehmen oder die einzelnen Knochen auswendig zu lernen, um den Aufbau Ihrer Füße zu verstehen. Entscheidend ist, dass Sie ein Gefühl dafür bekommen, wie Sie stehen und was passiert. Spüren ist das bessere Wissen.

Spüren Sie den Boden unter Ihren Füßen?

Nehmen Sie zur Abwechslung wahr, wie Ihre Füße funktionieren, spüren Sie dabei den Boden unter den Füßen, die verschiedenen Untergründe, den Teppich, die Fließen, den Rasen, den Rindenmulch, einfach alles, was Ihnen unter die Füße kommt. Es gibt dabei kein Richtig oder Falsch. Bewerten Sie nicht, spüren Sie nur.

Stellen Sie sich Fragen!

Stellen Sie sich mit beiden Füßen auf den Boden und schließen Sie die Augen. Belasten Sie beide Beine gleichmäßig? Gibt es einen Unterschied von rechts zu links? Ist ein Bein »wacher« als das andere? Steht ein Fuß satter auf dem Boden? Stehen Sie mehr auf den Vorfußballen oder liegt Ihr Gewicht voll auf den Fersen? Wo fühlen Sie die Berührungsflächen zum Untergrund?

Der Fuß steht nicht allein!

Verlagern Sie das Gewicht bewusst abwechselnd nach vorne und hinten auf die Füße. Wandern Sie nun mit Ihrer Aufmerksamkeit weiter zu den Knien und Oberschenkeln. Was verändert sich, wenn Sie das Gewicht verlagern? Welche Muskeln bei den Oberschenkeln strengen sich an, wenn Sie nach vorne kommen, welche, wenn Sie das Gewicht auf den Fersen haben? Spüren Sie eventuell auch eine Veränderung der Muskulatur in Becken und Wirbelsäule?

Dann »kippeln« Sie mit Ihren Füßen nach rechts und nach links, sodass sich einmal der Fußaußenrand hebt und einmal der Fußinnenrand. Wann drehen sich die Knie nach außen, wann knicken sie eher zueinander hin? Und wie reagieren das Hüftgelenk und das Becken?

Spüren Sie, dass der Fuß keine Bewegung machen kann, ohne dass das ganze Bein reagiert? Nehmen Sie wahr, dass jede Schwerpunktverlagerung Auswirkungen auf die gesamte Statik des Körpers hat?

Öffnen Sie nun die Augen und laufen Sie langsam einen Schritt nach dem anderen. Womit setzt der schwingende Fuß zuerst auf? Mit der Ferse, dem ganzen Fuß, gar mit dem Vorfuß? Und beim Standbein beobachten Sie, ob er über die ganze Sohle abrollt oder über den »dicken Onkel«!

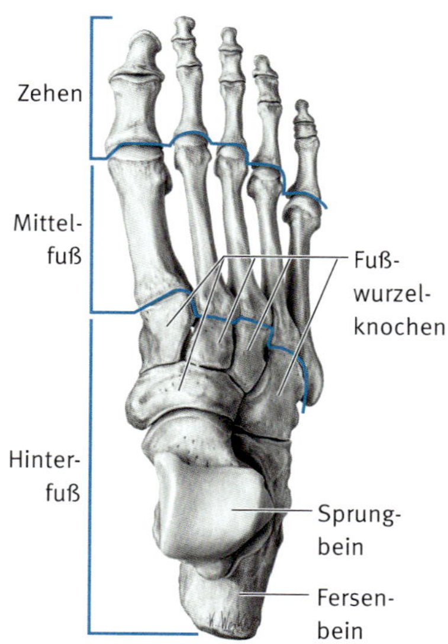

Schünke M, Schulte E, Schumacher U, PROMETHEUS LernAtlas, Grafiken: Voll M, Wesker K; Thieme: 2018

Der Fuß ist grob in Hinterfuß, Mittelfuß und Zehen aufgeteilt.

Vielleicht weicht die Bewegung aber auch zur Seite aus?

Spüren Sie nach: Ihre Füße, Ihren Körper, sich selbst und wie alles zusammenhängt! Und machen Sie das auch ruhig immer wieder im Alltag.

Die Fußkonstruktion – begreifen

Der Fuß ist ein faszinierendes Gebilde. Ein Viertel der gesamten Knochen des Körpers befinden sich in den Füßen. Tasten Sie sich langsam nach vorne. Begreifen Sie, worauf Sie stehen. Learning by doing!

Nehmen Sie Ihre Füße in die Hand! Tun Sie sich beim Begreifen und Ertasten etwas Gutes: Massieren Sie sich, fühlen Sie sich dabei.

Der Hinterfuß

Oberes Sprunggelenk Setzen Sie sich und stellen Sie den rechten Fuß auf einen Hocker. Legen Sie nun die Fingerkuppen der rechten Hand unter den äußeren Knöchel des Fußes und die Fingerkuppen der linken Hand unter den inneren Knöchel. Massieren Sie mit den Fingerkuppen rechts und links hinter den Knöcheln entlang, von unten nach oben. Die Knochen, die Sie spüren, sind die unteren Enden des Schien- und Wadenbeins. Sie stülpen sich wie eine Wünschelrute über das Sprungbein. Beim Hochfahren spürt man hinten, zwischen den Fingerkuppen beider Hände, die Achillessehne.

Legen Sie nun den rechten Fuß auf das linke Knie. Umfassen Sie von oben mit rechtem Daumen und Zeigefinger unterhalb der Gabel den Fußrist. Das ist das Sprungbein. Es bewegt sich unter der »Wünschel-Gabel« nach vorn und nach hinten und führt dabei den Fuß nach

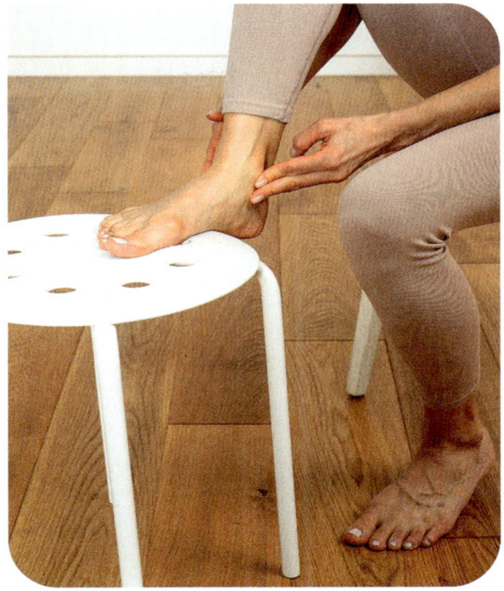

Am Innen- und Außenknöchel entlangmassieren

Wenn sich der Fuß nach unten bewegt, spürt man das Sprungbein an der vorderen Hand nach vorne kommen.

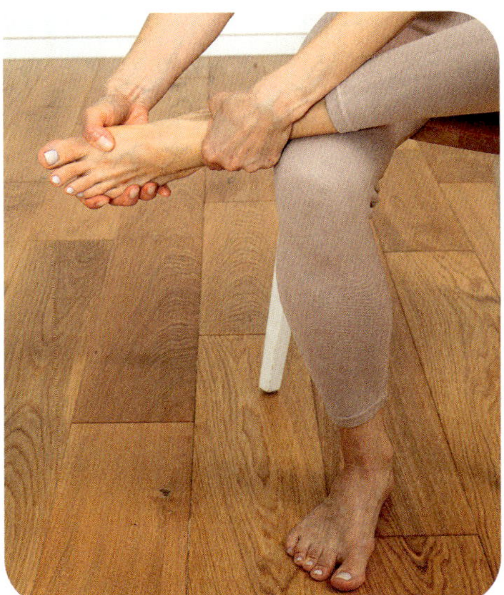

Die Hand bewegt im oberen Sprunggelenk den Fuß nach oben, das Sprungbein wandert dabei nach hinten.

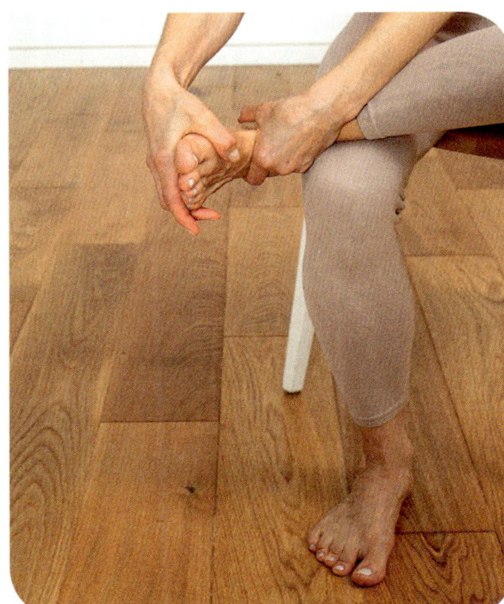

oben und unten. Nehmen Sie die linke Hand an die Fußsohle, bewegen Sie den Fuß nach oben und unten und spüren Sie, wie sich Sprungbein und Knöchel gegeneinander bewegen.

Unteres Sprunggelenk Wo das Sprungbein auf dem Fersenbein sitzt, findet die Fußbewegung nach innen und außen statt. Nehmen Sie die Ferse in die Hand und drehen Sie sie nach innen und außen.

Die Ferse lässt sich im unteren Sprunggelenk nach außen bewegen.

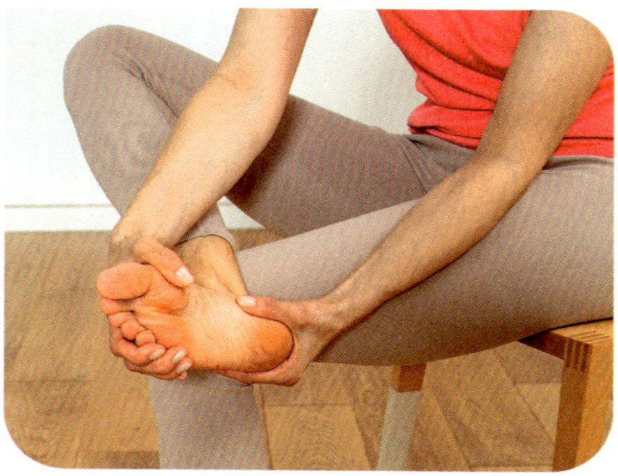

Die Ferse lässt sich im unteren Sprunggelenk nach innen bewegen.

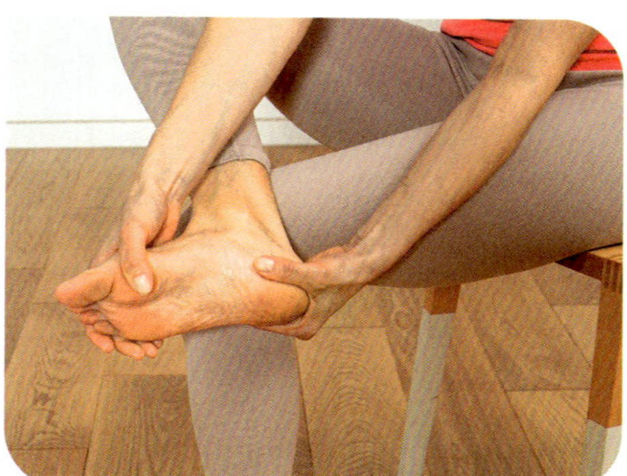

Die vorderen Fußwurzelknochen lassen sich o-förmig umfassen.

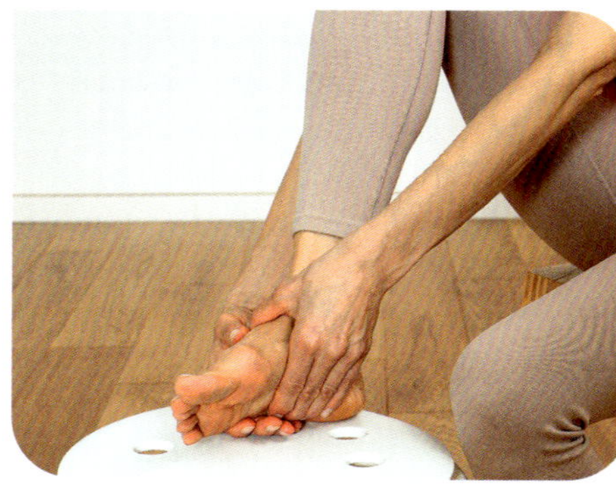

Mit dieser Handhaltung lässt sich der Fußaußenrand heben und senken.

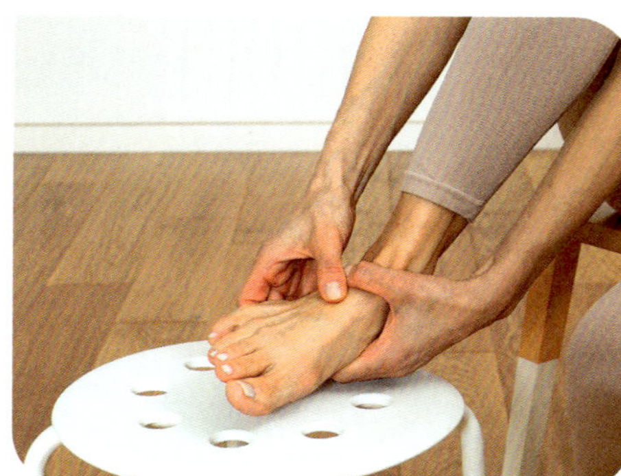

Das Fersenbein ragt dabei nach vorne bis in die Fußwurzelknochen hinein.

Fußwurzelknochen Umfassen Sie mit den Zeigefingern und Daumen der rechten und linken Hand gleich vor den Knöcheln o-förmig den Fuß. Drehen Sie das O mit dem Fersenbein nach außen und innen. Die Fußwurzelknochen bilden ein stabiles Gewölbe und bewegen sich nach außen und innen mit.

Der Mittelfuß

Mittelfußknochen und Quergewölbe Die Mittelfußknochen sind fünf lange Knochen, die von der Fußwurzel fächerförmig bis zu den Fußballen führen. Fahren Sie mit vier Fingerkuppen auf dem Fußrücken zwischen den Mittelfußknochen entlang. Zwischen den Knochen sind viele kleine Muskeln. Spüren Sie am Ende die fünf kleinen Knöchelchen. Sie bilden das Quergewölbe im Vorfuß.

Beide Hände umfassen den Vorfuß, sodass sich die Daumen berühren.

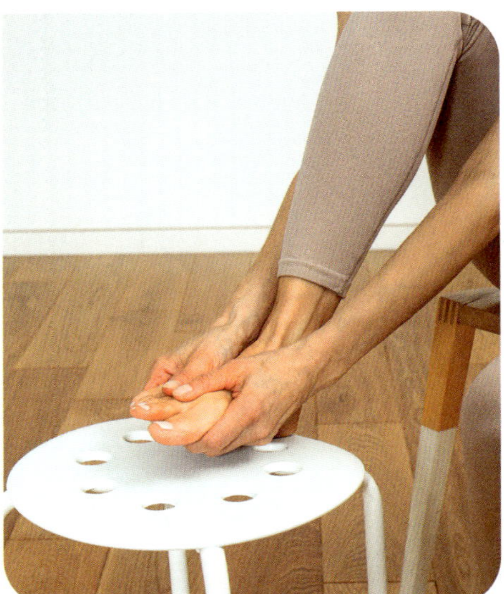

Beide Daumen streichen nach außen und formen dabei das Quergewölbe.

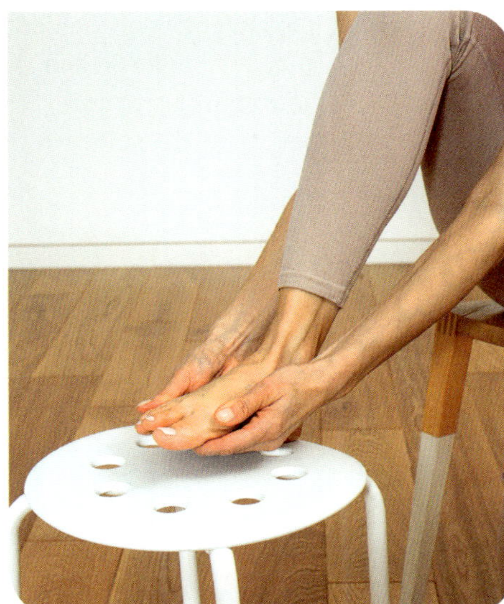

Sie umfassen mit beiden Händen den Fuß, sodass beide Daumen zwischen dem zweiten und dritten Strahl liegen. Dann fahren Sie mit beiden Daumen nach außen. Dabei stabilisieren Sie die Mitte des Vorfußes mit den an der Sohle befindlichen Fingern, während die Daumen die Fußseiten nach unten bewegen – so verstärkt sich das Quergewölbe.

Funktion des Quergewölbes Das Quergewölbe ist am deutlichsten an den Zehengrundgelenken zu spüren, also dort, wo die Fußballen sind. Wie eine flache Brücke spannt es sich beginnend von der Großzehe, schlägt den Bogen über die mittigen Zehen und endet an den kleinen Zehen. Deshalb spürt man beim Stehen die Kontaktpunkte von Großzeh und Kleinzeh deutlicher als bei den anderen Zehen – wenn der Fuß gesund ist. Das Quergewölbe hält den Fuß in sich stabil. Es wird muskulär von zwei Unterschenkelmuskeln unterstützt, die sich von rechts und links wie ein Steigbügel um den Fuß schlingen. Sie sind wichtige Stabilisatoren für das Gewölbe und bewegen den Fuß auswärts und einwärts.

Sohlensehnenplatte und Längsgewölbe
Von der Fersenaußenseite bis zum Anfang der Großzehe ist auf der Sohlenseite eine Sehnenplatte. Fahren Sie mit den Knöcheln Ihrer linken Faust an der Sohle des rechten Fußes entlang und spüren Sie diese Sehne. Über ihr spannt sich das Längsgewölbe des Fußes.

Diese Übung ist auch Teil des Warm-ups (Seite 37).

Durchblutungsfördernd: die Knöcheltechnik an der Fußsohle

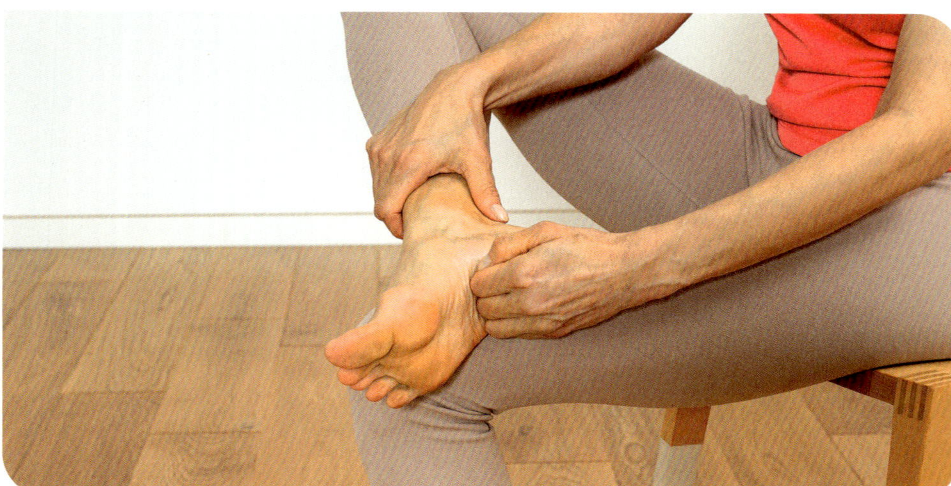

Funktion des Längsgewölbes Das Längsgewölbe ist wie eine Brücke, die sich an der Innenseite des Fußes befindet. Diese Brücke fängt an der Ferse an und schlägt ihren Bogen über dem Boden bis zum Großzehballen. Die Höhe des Bogens sollte mindestens einen Finger breit sein. Existiert sie nicht, spricht man vom Plattfuß.

Das Längsgewölbe hat viele wichtige Funktionen. Zum einen richtet es den Fuß auf und legt somit das Fundament für alle Gelenke, die sich über dem Fuß darüber aufstellen: das Kniegelenk, die Hüfte, das Becken über die Wirbelsäule bis zu den Kiefergelenken. Das ist wie bei einem Bauklötzchenspiel.

Betgriff mit Finger und Zehen

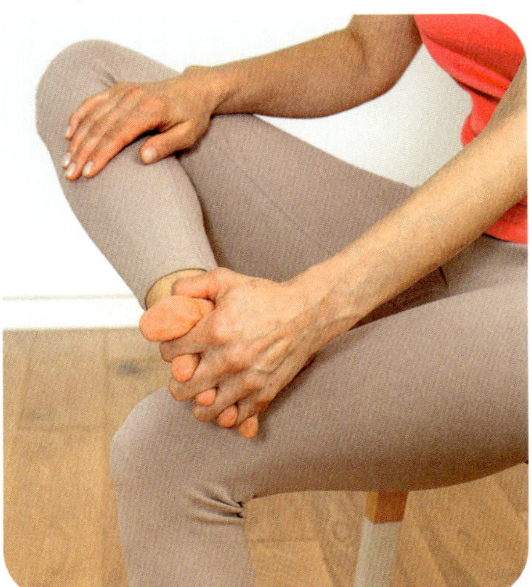

Außerdem sorgt das Längsgewölbe wie ein Flitzebogen für eine Vorspannung, sodass man bei Abstoßbewegungen wie beim Gehen und Springen immer schon eine Grundenergie hat, die einem eine bessere Ausgangsposition verschafft. Diese Grundspannung ermöglicht es auch, dass der Fuß das Aufsetzen dämpft, sodass nicht alles ungefiltert im Restkörper ankommt. Fehlt dieses Längsgewölbe oder ist kaum noch vorhanden, fehlt der Stabilisator, die Dämpfung sowie die Fortbewegungsenergie.

Die Zehen und der Vorfuß

Alle Zehen können sich voneinander wegbewegen, meistens pressen die Schuhe sie aber zueinander hin. Fahren Sie von der Sohle aus mit den vier Fingern ihrer linken Hand in die Zehenzwischenräume des rechten Fußes. Schieben Sie dabei die Finger so weit es geht nach vorne, idealerweise sollten die »Schwimmhäute« der Finger fast bei den Zehen ankommen. Machen Sie dann eine Faust und bewegen Sie die Zehen mit der Faust nach oben und unten.

Diese Übung ist auch Teil des Warm-ups (Seite 37).

Wegbegleiter: Basisübungen

Für ein stabiles und gesundes Gehen und Stehen sind die Gewölbekonstruktionen das A und O. Diese muskulär zu unterstützen ist primäres Ziel eines jeden Übungsprogrammes!

Fehlt diese Brücke, fehlt dem Fuß die Elastizität, er sinkt ab, der Fuß wird vorne breiter. Gleichzeitig zieht die »Abflachung» den großen Zeh aber aus der »Spur« zu den anderen Zehen hin und man bekommt diese unschöne Buckelbildung am Außenrand der großen Zehe. Das nennt man dann Hallux valgus und dieser kann sehr viele Beschwerden verursachen. Alle anderen Gelenke des Körpers leiden auch dadurch. Übungen gegen den Hallux valgus gibt es auch im Kapitel »Special Feet« (Seite 125).

Das Längsgewölbe entsteht durch eine Verwringung von Vorfuß und Ferse. Um das Längsgewölbe zu spüren und gleichzeitig zu stimulieren, gibt es zwei gute Maßnahmen: eine manuelle Verwringung und eine Basisübung. Diese beiden sind sozusagen der Goldstandard, sie sollten Ihren Weg durch Alltag und Übungsprogramme begleiten und Ihre besten Freunde werden.

Basisübung I: Hand zu Fuß – Verwringung

Darum geht es Mit dieser Übung erinnern Sie Ihre Füße noch mal daran, wie sie aufgebaut sind, und bringen sie in Startposition.

Ausgangsstellung Im Sitz legen Sie den rechten Fuß auf das gegenüberliegende Knie, sodass Sie mit den Händen gut an die Fußsohle kommen.

Ausführung Die linke Hand umschließt die Ferse von unten und die rechte Hand nimmt den Vorderfuß von oben.

Mit der linken Hand ziehen Sie die Ferse nach innen, also zu sich her. Gleichzeitig dreht die rechte Hand den Vorderfuß entgegengesetzt, also so, dass die Fußaußenseite nach oben kommt und das Großzehgrundgelenk nach unten – wie einen Putzlappen, den man auswringt.

Häufigkeit

- 10 Wiederholungen pro Seite

Diese Übung ist Teil des Warm-ups (Seite 37).

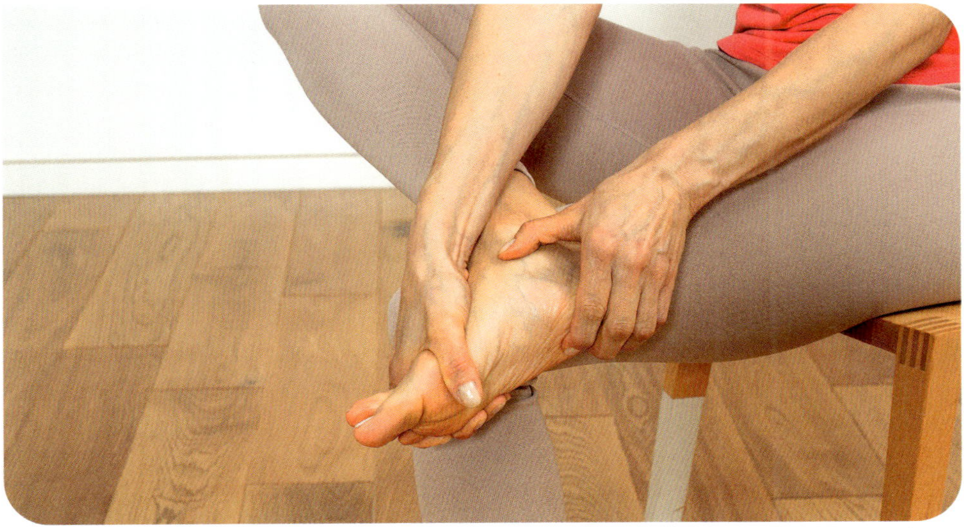

Die linke Hand umfasst die rechte Ferse, die rechte Hand die Oberseite des Vorfußes.

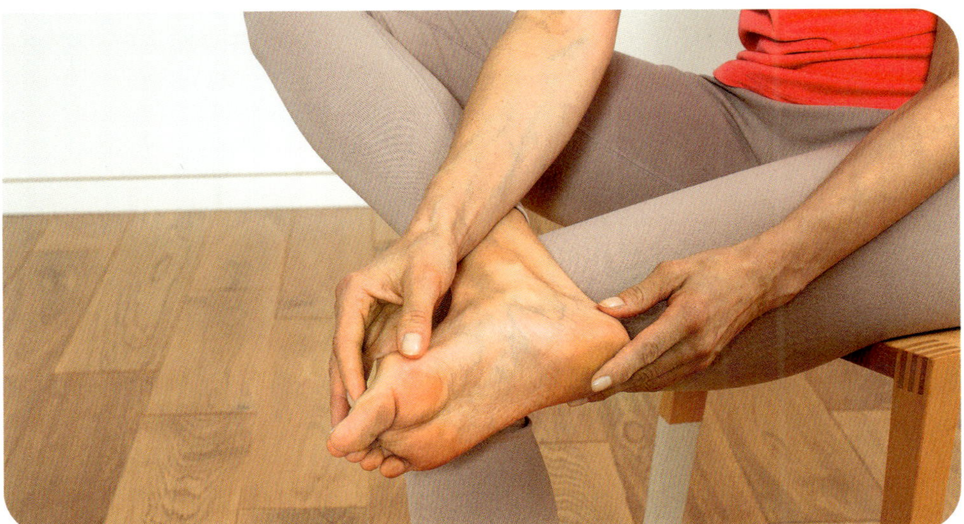

Die linke Hand dreht die Ferse nach oben, die rechte Hand dreht den Vorfuß nach unten.

Basisübung II: Fuß-Bridging

Darum geht es Durch die Vorspannung des Längsgewölbes richten Sie den Fuß auf und schaffen dadurch die Voraussetzungen, die Beinachsen optimal auszurichten. Da besonders bei Knick- und Plattfuß die Aufbaumuskulatur geschwächt ist, bringt das den ganzen Körper aus dem Lot – im wahrsten Sinne des Wortes. Mit dieser Übung kräftigen Sie intensiv alle Haltemuskeln, die den Fuß stabilisieren und aufrichten. Da das koordinativ anspruchsvoll ist, üben wir das immer auch vor dem eigentlichen Training.

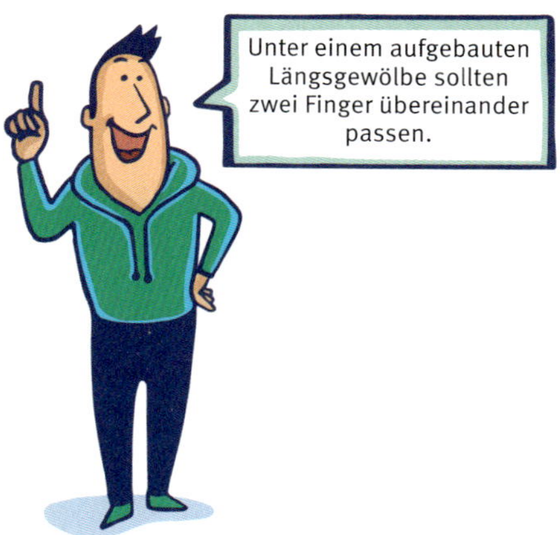

Ausgangsstellung Sie setzen sich hin und stellen Ihre Füße hüftbreit auf. Ein Thera-Band ist zwischen beiden Großzehballen gespannt. Die Ballen drücken das Band nach unten, damit es nicht »wegflutschen« kann. Die Ferse ist dabei auf dem Boden und alle Zehen liegen locker auf, ohne zu krallen.

Ausführung Jetzt drehen Sie das Knie nach außen, bis die Kniescheibe über dem zweiten Zeh steht. Das heißt, hätte die Kniescheibe ein Gesicht, würde die Nase genau über dem zweiten Zeh stehen. Das ist die Beinachse. Halten Sie diese Position. Das Band darf dabei nicht wegflutschen. Lassen Sie sich nicht entmutigen! Nur der Anfang ist schwer, dann flutscht das Nichtflutschen wie von selbst. Spüren Sie die drei Kontaktstellen Ferse, Großzehballen und Kleinzehenballen?

Häufigkeit

- 3 × 5 Sekunden

Auch diese Übung ist Teil des Warm-ups (Seite 37).

» Die Großzehballen halten das Band gespannt, ohne dass die Ferse nach innen abknickt.

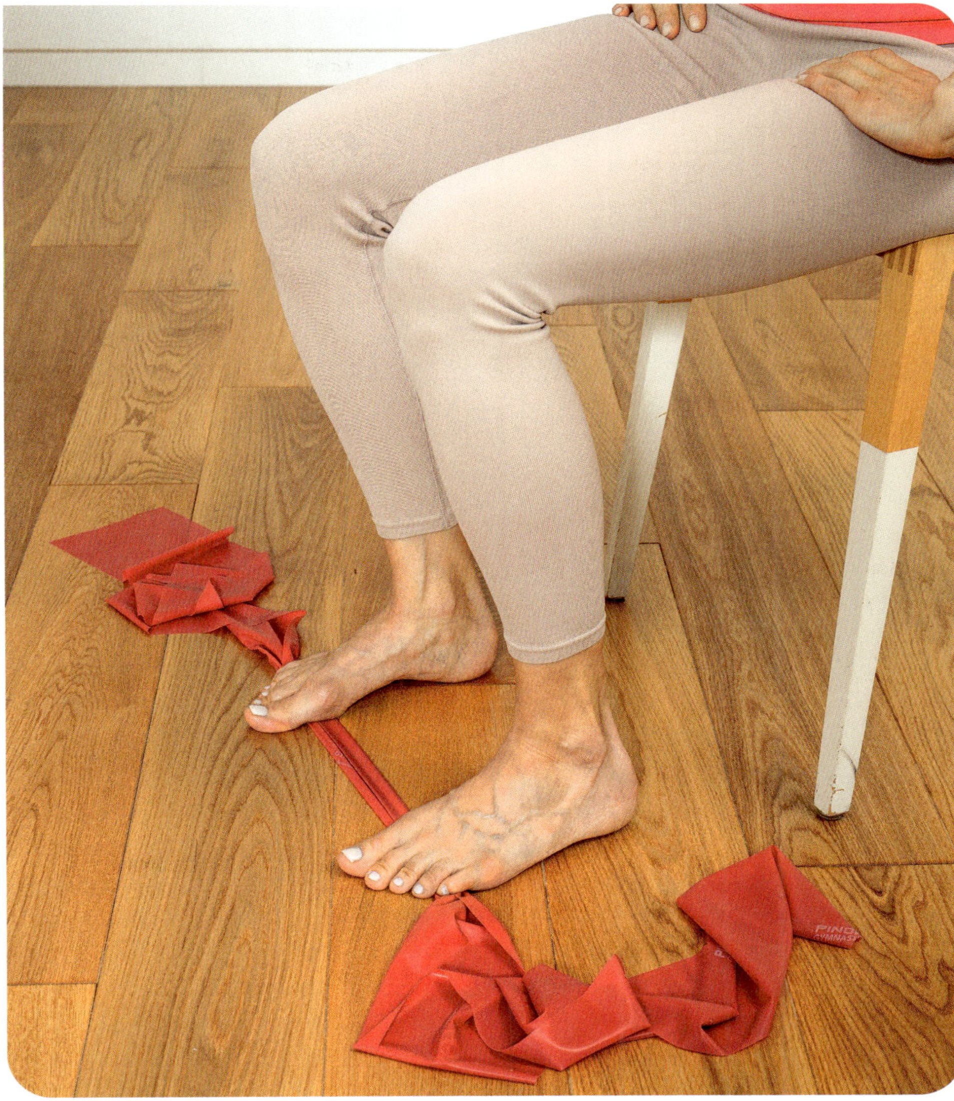

Kleine Gelegenheiten im Alltag und in Wald und Flur

Im Alltag und in der Natur haben wir einige Möglichkeiten, an denen wir oft achtlos vorüberlaufen. Nutzen Sie diese. So wird ein Übungsprogramm zum unterhaltsamen Wegbegleiter und Pausenfüller.

Lernen Sie von Kindern

- Bordsteinkanten: Bei jedem Gang durch die Stadt, bei dem Sie einen Gehweg benutzen, können Sie streckenweise auf der Bordsteinkante balancieren.
- Haltestellen: Beim Warten auf den Bus kann die Haltestellen-Rampe zum Trainingsobjekt werden. Stellen Sie Ihre Fußspitzen darauf und heben und senken Sie die Fersen. Wer das im Einbeinstand und ohne Halten schafft, qualifiziert sich schon fast für den Zirkus.
- Bus und Bahn: Stellen Sie sich in der Straßenbahn oder im Bus einfach so hin, ohne sich festzuhalten. Versuchen Sie, auch in den Kurven das Gleichgewicht zu halten. Das macht die öffentlichen Verkehrsmittel attraktiver.
- Einbeiniger Alltag: Beugen Sie beim Zähneputzen oder beim Anstehen an der Supermarktkasse im Einbeinstand das Knie. Scheuen Sie sich nicht vor den Blicken der anderen. Auch für diese wird es dringend Zeit, an ihrer Balance zu arbeiten.
- Im Untergrund: Gehen Sie regelmäßig auf verschiedenartigem Untergrund wie Kiesel, Rindenmulch, Rasen, Erde, Acker, Staub und Steine. Idealerweise haben Sie in Ihrer Nähe einen Barfußpfad. Ein regelmäßiger Besuch ist wie eine Gehmeditation und doch gleichzeitig ein Training. Auf der Internetseite

www.barfusspark.info sehen Sie eine Übersicht für Ihre Gegend.

Outdoor-Zirkel

Machen Sie einen Gang durch die Natur und finden Sie ein Fitnessstudio ganz ohne Kosten und Vertragsbindung, an frischer Luft und im wohltuenden Grün. Ziehen Sie zum Training am besten Ihre Schuhe aus. Wenn Sie dreimal die Woche rausgehen und trainieren, hält Sie das fit und Sie trainieren nicht nur die Füße, sondern erweitern auch Ihre Lungenkapazität. Außerdem steigern Tageslicht und Sauerstoff essenziell die Abwehrkräfte des Körpers. Das Gesamtpaket Kraft- und Balancetraining plus die Stärkung des Immunsystems machen den Outdoor-Zirkel zum Stresskiller Nummer eins! Der Outdoor-Zirkel lässt sich auch gut in ein Nordic-Walking-Training einbauen. Die Stöcke helfen über Stock und Stein, Baum und Wiesen – und stabilisieren bei den Übungen.

- Baumstamm-Seiltanz: Seien Sie ein Seiltänzer auf liegenden Baumstämmen. Balancieren Sie 10-mal nach vorne und dann auch rückwärts. Wenn Sie sich am Anfang unsicher fühlen, nehmen Sie auf jeden Fall die Walking-Stöcke dazu. Wer eine Standwaage auf dem gefällten Baum schafft, ist seiner körperlichen und inneren Ausgeglichenheit schon ein ganzes Stück näher.
- Das Gras unter den Füßen: Bewusstes Barfußlaufen auf einem Rasenstück in Zeitlupe fordert alle Muskeln des Fußes, schult das Gleichgewicht und schafft eigene Achtsamkeit. 5 Minuten Entschleunigung sind ein gutes Koordinations- und Gleichgewichtstraining.
- Der Baumstumpf: Stellen Sie einen Fuß mit dem Fußballen auf die Baumstumpfkante, sodass die Ferse freisteht. Dann holen Sie den anderen Fuß nach oben, tippen kurz mit den Fußzehen auf die Kante und steigen wieder nach unten. Auch hier können Walking-Stöcke Sicherheit geben.
- Waldboden-Kniebeuge: Auf einem Bein stehen und kleine Kniebeugen machen – der Waldboden bietet im Vergleich zu den ebenen Böden zu Hause mehr Herausforderung. Machen Sie 3 × 10 Wiederholungen pro Seite, dann ist die Übung ein stabilisierender und auch kräftigender Abschluss für den Zirkel.

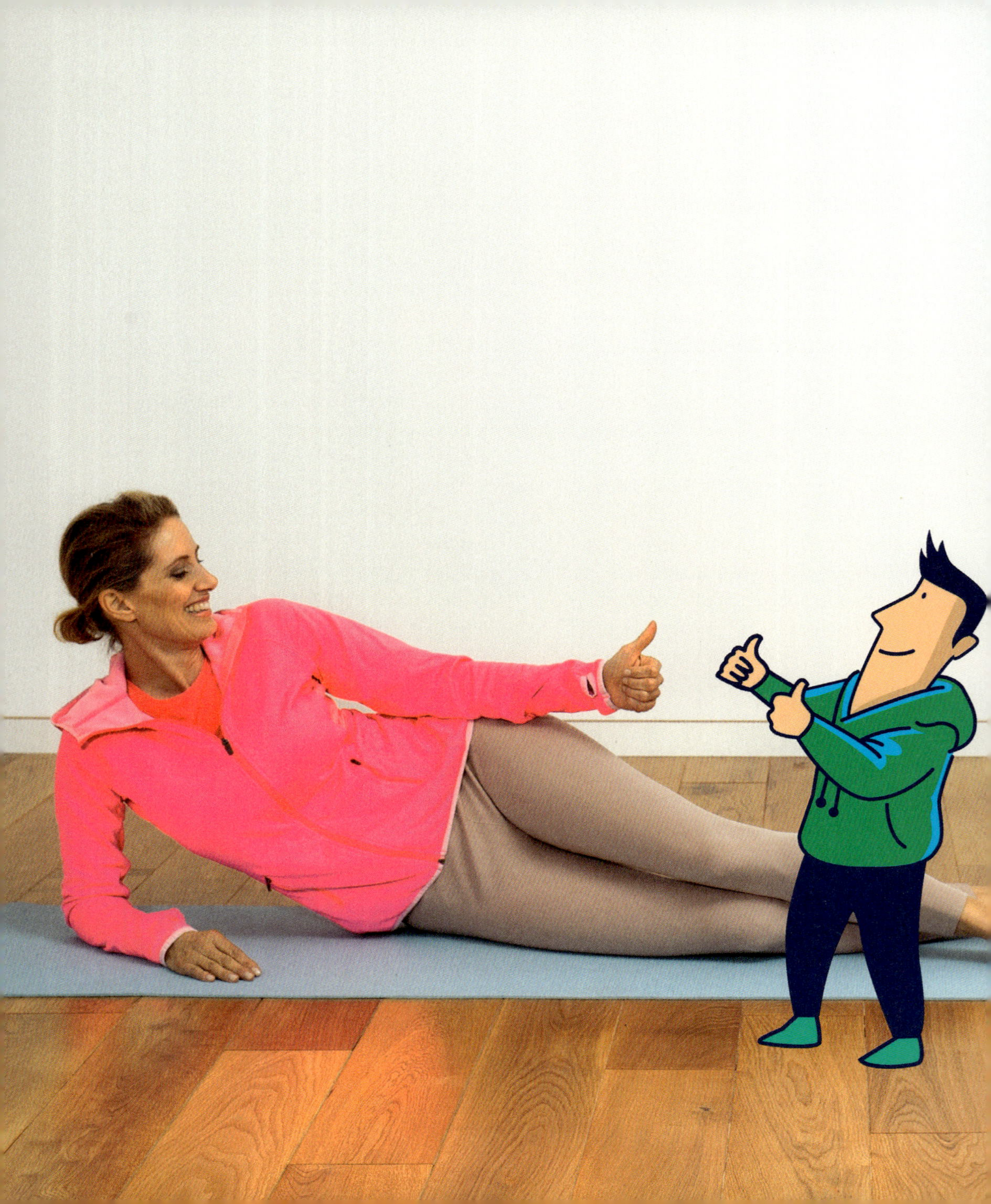

Übungsprogramme

Checken Sie mit dem kleinen Coach Ihre Fitness und starten Sie Ihr Fußgymnastik-Programm. Erweitern Sie dieses mit Übungen, die auf Ihren Fuß zugeschnitten sind.

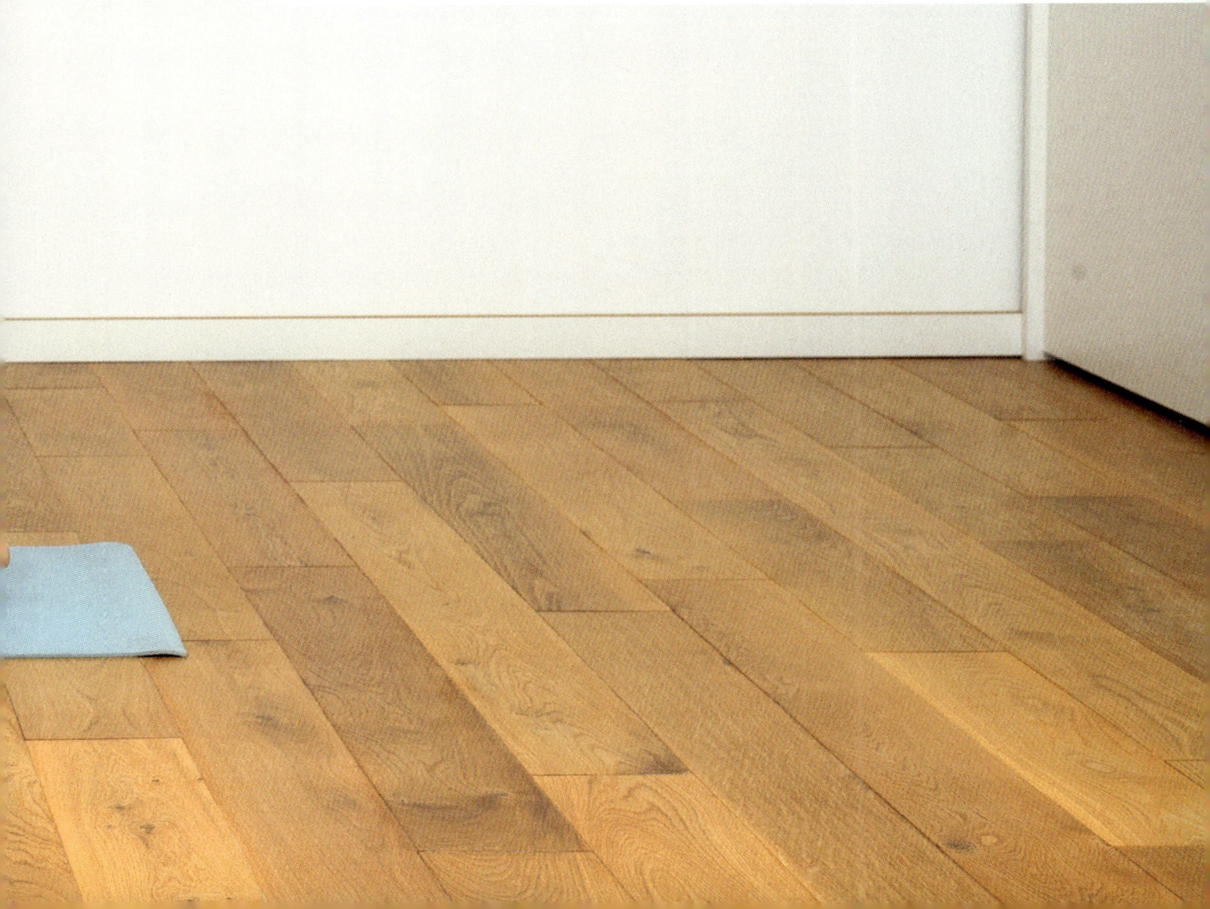

Wo steh ich? – Check it!

Welches der drei Übungsprogramme für Sie infrage kommt, sagt Ihnen der folgende Einstufungstest. Wenn nichts Akutes vorliegt, fällt die Einschätzung gar nicht schwer!

Red Flags – wann tragen mich meine Füße besser zum Arzt?

Auch wenn Selbsthilfe fast immer ein guter Ansatz ist, gibt es doch Zustände, die medizinisch abgeklärt werden sollten. Das sind die Red Flags. Bei folgenden Symptomen an Ihren Füßen sollten Sie sofort einen Arzt aufsuchen:

- Lähmungserscheinungen und Taubheitsgefühle
- Gleichgewichtsausfälle
- frische Verletzungen oder entzündete Wunden
- akute Verfärbungen, vor allem der Zehen
- extreme Schmerzen
- Durchblutungsstörungen, die mit Schmerzen einhergehen

Funktionstests – was kann ich?

Um zu entscheiden, welches Übungsprogramm und welche Übungen Sie wählen sollen, helfen die folgenden Tests.

Test 1: Hocke

Stellen Sie sich hüftbreit hin. Gehen Sie nun langsam in die Hocke. Wie tief kommen Sie mit dem Gesäß, ohne dass die Fersen abheben? ❶, ❷, ❸

Test 2: Zehenspitzen

Für einen weiteren Krafttest stellen Sie sich gleichmäßig auf beide Beine. Gehen

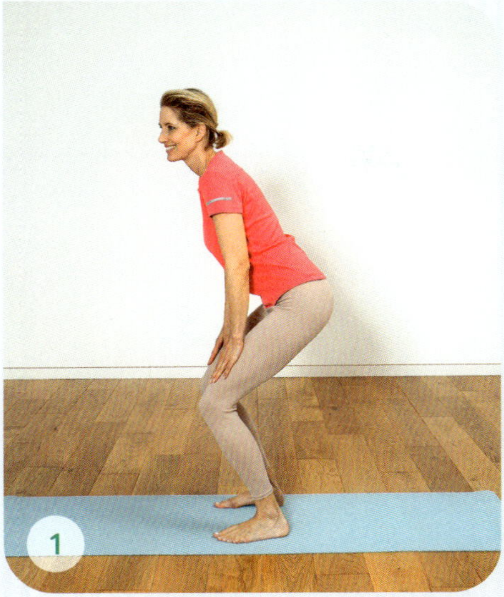

1

Schaffen Sie bei der Hocke weniger als 90 Grad, erhalten Sie 1 Punkt.

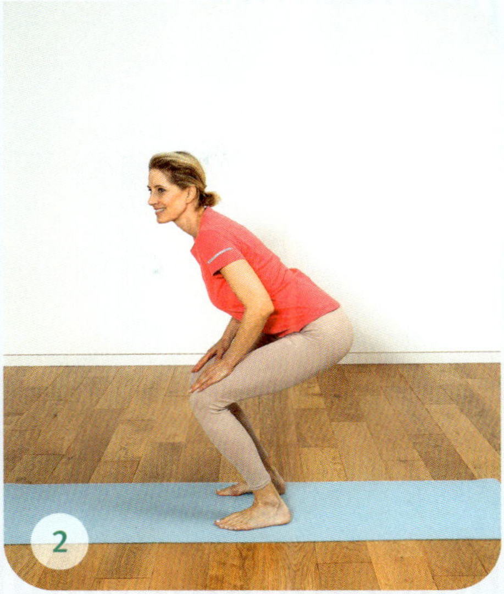

2

Wenn Sie mehr als 90 Grad erreichen, notieren Sie sich bei der Hocke 2 Punkte.

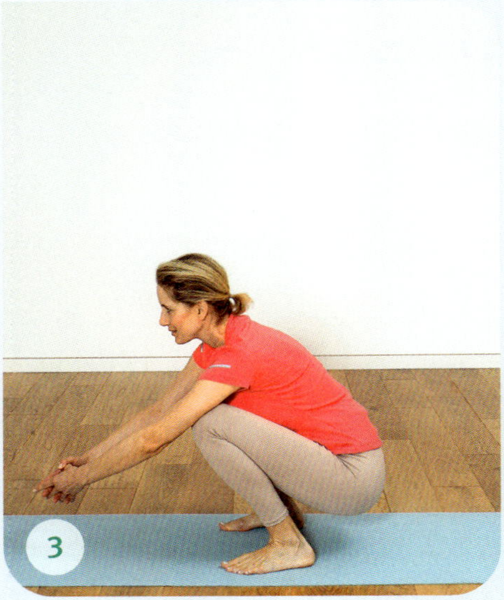

3

Bringen Sie Ihr Gesäß bis zu den Unterschenkeln (tiefe Hocke), gibt es 3 Punkte.

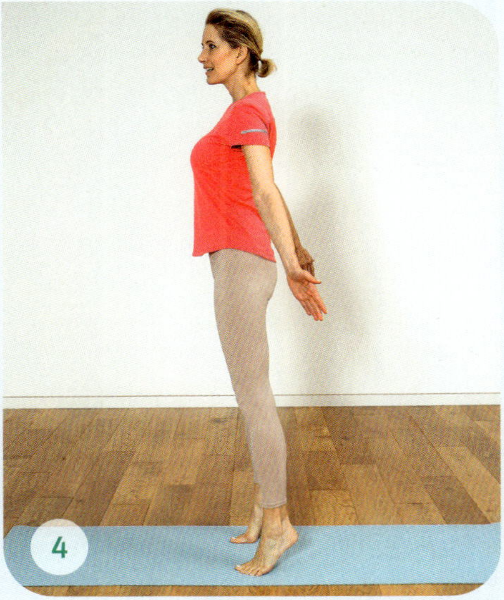

4

Wie oft können Sie sich auf die Zehenspitzen hochdrücken?

Sie dann auf die Zehenspitzen. Lassen Sie die Ferse wieder ab und gehen Sie erneut auf die Zehenspitzen. Wie viele Wiederholungen schaffen Sie, bevor die Muskeln brennen? 4 (Seite 31)

Test 3: Einbeinstand

Um das Gleichgewicht und die Kraft zu testen, stellen Sie sich auf ein Bein. Lassen Sie beide Knie zusammen. Wie lange können Sie stehen bleiben? Sobald sich das angewinkelte Knie vom anderen wegbewegt, wird die Zeit gestoppt. Testen Sie beide Seiten.

Auswertung – das Ampelsystem

Tragen Sie in die letzte Spalte der folgenden Tabelle Ihre Testergebnisse und zählen Sie die Punkte zusammen. Je nach erreichter Punktzahl beginnen Sie mit dem Übungsprogramm für Einsteiger, Fortgeschrittene oder Experten. Alle acht Wochen können Sie diesen Test wiederholen und mit dem Ergebnis überprüfen, ob sich etwas verändert hat.

Auswertung der Funktionstests

Datum	1 Punkt	2 Punkte	3 Punkte	Ergebnis
Hocke	weniger als 90 Grad	mehr als 90 Grad	tiefe Hocke, Gesäß an den Unterschenkeln	
Zehenspitzen	weniger als 10 ×	mehr als 10 ×	mehr als 20 ×	
Einbeinstand links	weniger als 10 Sek.	mehr als 10 Sek.	5 Sek. mit geschlossenen Augen	
Einbeinstand rechts	weniger als 10 Sek.	mehr als 10 Sek.	5 Sek. mit geschlossenen Augen	
			Gesamtsumme:	

Einsteiger	Fortgeschrittene	Experten
● 4–6 Punkte	● 7–9 Punkte	● 10–12 Punkte

Ergänzungstest für individuelle Abweichungen

Um den individuellen Bedürfnissen Ihrer Füße nachzukommen, gibt es zwei Ergänzungstests, mit denen Sie Ihre Fußachsen unter die Lupe nehmen können. Im Gegensatz zu den vorigen Tests, bei denen vor allem Kraft und Flexibilität überprüft wurden, geht es bei den Knick- und Spurentests vor allem um den statischen Aufbau der Füße und deren Abweichungen. Sie brauchen nicht mehr als Wasser und einen Kajalstift.

Test 4: Knicktest

Nehmen Sie einen Kajalstift und zeichnen Sie die Achillessehnen nach. Stellen Sie sich einen Spiegel auf den Boden und sich selbst mit dem Rücken davor. Gehen Sie zuerst auf der Stelle, damit Sie wirklich locker davorstehen. Dann drehen Sie Ihren Kopf zum Spiegel hin und betrachten die zwei Striche. Geben Sie acht, dass sich wirklich nur der Kopf dreht. Ansonsten fragen Sie eine andere Person, ob diese für Sie schauen kann.

Auswertung des Knicktests

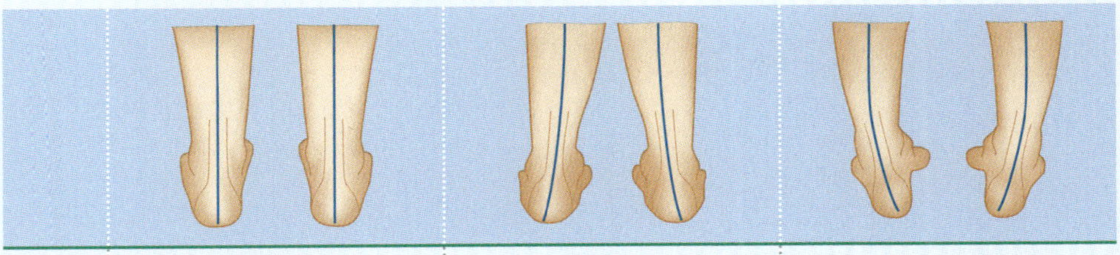

Optik	Die Linien verlaufen senkrecht zum Boden wie ein Lot.	Die Linien machen einen Bogen c-förmig nach innen.	Die Linien machen einen Bogen c-förmig nach außen.
Befund	Ihre Ferse steht stabil und in der Achse.	Sie haben einen Knickfuß.	Ihre Ferse steht in einer Varusstellung.
Übung	Sie brauchen keine Extraübungen zu machen.	Spezielle Übungen finden Sie im Kapitel »Special Feet« (Seite 132).	

Test 5: Spurentest

Welchen Fußabdruck hinterlassen Sie? Das zeigt Ihnen, wie stabil Ihr Fuß ist. Füllen Sie einen Eimer mit Wasser. Tauchen Sie einen Fuß in das Wasser, dann ziehen Sie ihn wieder heraus, schütteln ihn kurz ab und setzen den Fuß auf eine ebenmäßige Steinplatte oder einen Betonboden. Dann treten Sie wieder zur Seite und betrachten Ihren Fußabdruck. Das Gleiche machen Sie mit Ihrem anderen Fuß. Denn nicht immer sind linker und rechter Fußabdruck identisch!

Auswertung des Spurentests für die Füße

	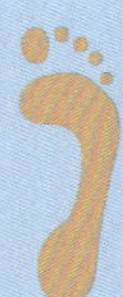	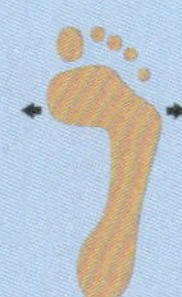	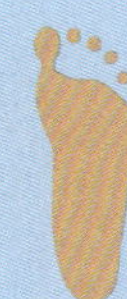	
Optik	Es sind die Abdrücke von Zehen, Großzeh- und Kleinzehenballen und Ferse erkennbar sowie der schmale Abdruck des Fußaußenrandes als Verbindung zwischen Ferse und Kleinzehen.	Die Abdrücke von Zehen, Großzeh- und Kleinzehenballen und Ferse sind erkennbar. Der Ballenabdruck ist jedoch breiter als beim normalen Fuß. Breiter ist auch der Abdruck des Fußaußenrandes zwischen Ferse und Kleinzehenballen.	Die gesamte Fußsohle ist als flächiger Abdruck zu sehen. Gegebenenfalls besteht eine Verbindung zwischen Großzeh und Großzehballen.	Einzig die Abdrücke von Zehen, Großzeh- und Kleinzehenballen sowie Ferse sind erkennbar. Der Abdruck des Fußaußenrandes zwischen Ferse und Kleinzehenballen fehlt.
Befund	normaler Fuß	Spreizfuß	Plattfuß	Hohlfuß
Übung	Sie brauchen keine Extraübungen zu machen.	Spezielle Übungen finden Sie im Kapitel »Special Feet« (Seite 132).		

Die Abweichung des Großzehs ist eine der häufigsten Fußdeformitäten, vor allem bei Frauen. Der sogenannte Hallux valgus ist aber meistens die Folge einer Fehlstellung des gesamten Fußes. Wenn Sie also in Ihrem Fußabdruck eine Abweichung des Großzehs identifizieren, ist dies fast immer kombiniert mit einer Abweichung des gesamten Fußabdruckes. Das heißt, die Hallux-valgus-Übungen sind fast immer eine Ergänzung zum ursächlichen Übungsprogramm.

Auswertung des Spurentests für den Großzeh

	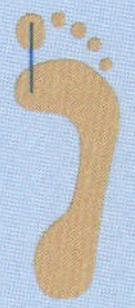	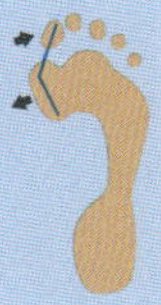
Optik	Die Abdrücke von Großzeh und Großzehballen stehen in einer Linie.	Der Großzeh neigt sich zum zweiten Zeh und knickt im Grundaußengelenk spitzwinklig ab.
Befund	gerader Zeh	Hallux valgus
Übung	Sie brauchen keine Extraübungen zu machen.	Spezielle Übungen finden Sie im Kapitel »Special Feet« (Seite 132).

Wie fang ich an, wie geh ich vor?

Das Warm-up: einstimmen, aufwärmen, anfangen! Sie sind in den Startblöcken! Der kleine Coach erklärt jetzt Schritt für Schritt, wie Sie auf Arbeitstemperatur und in die Übungsprogramme kommen.

Super! Dass Sie bis hierhin gekommen sind, hat Ihren Füßen viel geholfen. Und Sie selbst wissen jetzt, wo Sie stehen.

Ablauf

Bevor Sie mit dem jeweiligen Übungsprogramm starten, machen Sie die kurzen Warm-up-Übungen am Ende dieses Kapitels – egal, mit welcher Ampelfarbe Sie einsteigen. So bringen Sie Ihre Füße auf Arbeitstemperatur. Dann folgt das Übungsprogramm, das für Sie beim Test herauskam. Also entweder Einsteiger, Fortgeschrittene oder Experten. Dort ist ganz genau erklärt, wie Sie vorgehen.

Das Übungsprogramm »Special Feet« (Seite 114) zeigt Ihnen die Übung(en), die Sie bei der jeweiligen Fußform zum Trainingsprogramm hinzufügen.

Für Leute, die mehr für Ihr Gleichgewicht tun wollen, finden sich gezielte Übungen im Kapitel »Finden Sie Ihre Mitte« (Seite 136). Wer das Gelernte im Alltag einfließen lassen will, kann dies durch die Übungen im Kapitel »Das kleine Büro-Workout« (Seite 60) tun. Für alle, die richtig »Blut geleckt« haben, gibt es im Kapitel »Für Fußakrobaten« (Seite 110) motivierende Anregungen.

Protokoll

Im Anhang finden Sie eine Übungstabelle (Seite 138), in der Sie Ihr Trainingspensum protokollieren können. Das hält bei Laune und bewahrt die Übersicht. Lassen Sie sich nicht entmutigen, wenn es mal nicht so läuft. Erfolge leben von Wiederholung und Ausdauer.

Führen Sie bitte kein Schmerztagebuch oder Schmerzprotokoll. Alles, was wehtut, bekommt schon genug Aufmerksamkeit. Sie sollten Ihren Blick auf das richten, was funktioniert. Gerade bei chronischen Schmerzen hat sich das Kreisen um Symptome schon verfestigt. Ihr Körper hat aber unfassbar viel gesundes Potenzial und dieses wird jetzt mobilisiert.

Sollten Sie verunsichert sein, kommen Sie mit dem Fuß-Bridging nicht allein klar oder gibt es Beschwerden, die Sie nicht zuordnen können, dann empfiehlt der kleine Coach einen großen Coach. Eine Stunde bei einem Physiotherapeuten wirkt manchmal Wunder, um auf Linie und ins Lot zu kommen.

Warm-up

Eine kleine psychische wie physische Einstimmung vor dem eigentlichen Training hat sich bewährt, damit man keinen Kaltstart hinlegt. Für den Anfang eignen sich einige Übungen und Maßnahmen, die Sie schon in den vorigen Kapiteln kennengelernt haben.

- Atmen Sie einmal tief durch!
- Nehmen Sie Platz und legen Sie einen Fuß auf das Knie des anderen Beines. Fahren Sie mit den Knöcheln der rechten Faust an der linken Sohle entlang, wie im Kapitel »Anatomie in vivo« (Seite 20) beschrieben. Wechseln Sie Hand und Fuß.
- Fahren Sie mit den Fingern Ihrer rechten Hand in die Zehenzwischenräume Ihres linken Fußes, wie im Kapitel »Anatomie in vivo« (Seite 21) beschrieben. Wechseln Sie dann die Seite.
- Machen Sie die Basisprogramme »Verwringung« (Seite 22) und »Fuß-Bridging« (Seite 24) auf beiden Seiten.

Übungsprogramm Einsteiger

Toll, dass Sie bis hierhin dem kleinen Coach gefolgt sind. Ihre Füße haben jetzt die Aufmerksamkeit, die sie sich lange erhofft haben, und sind bereit für den Neustart!

Das Übungsprogramm für Einsteiger eignet sich für alle, die bei der Auswertung des Tests die Punkte für diese Kategorie erreicht haben. Auch alle, die noch Mühe haben länger im Stehen zu trainieren oder das Gleichgewicht nicht so gut halten können, tun gut daran, mit diesen Übungen beginnen.

Gehen Sie leichtfüßig durchs Leben und haben Sie Spaß bei den Übungen. Sie haben es sich verdient, auf freien Fuß gesetzt zu werden!

Trainingsabfolge

Die Abfolge des Programms ist so aufgebaut, dass zu Anfang eine Wahrnehmungsübung kommt, ein Part also, der die Wertschätzung gegenüber den eigenen Füßen, aber auch die Durchblutung steigert. Das allein wird schon Ihre Haltung verbessern. Alles, was Sie dazu brauchen, sind zwei Kirschkernsäckchen, alternativ zwei Wärmfläschchen. Das werden Ihre Startblöcke auf dem neuen Weg sein.

Wie Sie bereits gelernt haben, benötigen Sie für eine stabile Haltung eine gute Basis. Deshalb folgt nach der Wahrnehmung eine Übung zum Fuß-Bridging. Hier wird die Muskulatur gekräftigt und gedehnt, damit Sie geschmeidig bleiben oder werden und dann das vorher Geübte immer wieder in komplexe Bewegungsabläufe einbinden. Das sind die Inhalte, die der kleine Coach Ihnen bei den weiteren Trainingsaufgaben vermittelt. Sie werden merken: Die meisten Übungen sind in einen Bewegungsablauf eingebunden, denn ein Muskel »denkt« in Bewegungen.

Trainingstermin

Geben Sie sich ein festes »Date« mit Ihrem kleinen Coach – und zwar an mindestens zwei festgelegten Tagen in der Woche. Nehmen Sie sich dafür so viel Zeit, wie Sie mit jemand anderem einen schnellen Kaffee trinken gehen würden, also 20–30 Minuten. Das sollte Ihnen die Freundschaft zu Ihren Füßen wert sein.

Übungen, die Ihnen gut gefallen, können Sie auch im Büro machen oder im Alltag einfließen lassen – am Computer, bei der Frühstückspause, beim Telefonieren. Die meisten Einsteiger-Übungen eignen sich hervorragend dafür, da viele Aufgaben im Sitzen stattfinden. Es gibt auch die »schwachen« Tage, an denen man den Blues hat, vor lauter Stress blockiert ist oder sich halt der innere Schweinehund vor die Füße wirft. Bevor Sie dann gar nichts machen, legen Sie sich wenigstens das Kirschkernsäckchen zu Füßen. Oft ist das eine Initialzündung.

Trainingsablauf

Wie Sie an die Übungen herangehen, sagt Ihnen der kleine Coach auf jeder Seite ganz genau. Erst erklärt er bei jeder Einheit, um was es geht und warum es gut ist, diese Bewegung oder Dehnung zu machen. Dann zeigt er Ihnen, wie Sie sich positionieren, bevor dann die Ausführung erläutert wird. Wie oft Sie die Übungen wiederholen sollen, steht bei »Häufigkeit« und bei vielen Übungen gibt es noch einmal eine Variante, die leichter oder schwieriger ist als die Hauptaufgabe.

Nehmen Sie sich nach jedem Wiederholungssatz eine Auszeit von 30 Sekunden.

Mehr Übungen, die Sie im Alltag einbauen können, finden Sie im Kapitel »Das kleine Büro-Workout« (Seite 60).

Im Sitzen: Kirschkernknirschen – aufwärmen

» Steigern Sie mit Aufmerksamkeit Ihre Durchblutung. Kirschkernsäckchen sind dafür Ihre Starthilfe für einen kraftvollen Weg.

Darum geht es Mit Wärme können Überlastungsverspannungen gelockert werden. Durch die gleichzeitigen Bewegungen verstärkt sich der entspannende Effekt. Außerdem steigert das Kreisen die Durchblutung. Sie tun damit Ihrem ganzen Herz-Kreislauf-System etwas Gutes. Die Sprunggelenke werden auf sanfte Weise mobilisiert und die Nervenenden des Körpers bekommen »Nachrichten«, die an den gesamten Körper geschickt werden. Die Kerne stimulieren die Sohle und damit die Muskeln. Jetzt herrscht Arbeitstemperatur!

Ausgangsstellung Sie sitzen aufrecht auf der Stuhlbeinkante, die Füße sind hüftbreit aufgestellt, die Knie sind 90 Grad gebeugt. Je ein warmes Kirschkernsäckchen liegt unter den Füßen. Sie können auch alternativ zwei Wärmfläschchen nehmen, wenn Sie keine Kernkissen zur Hand haben.

Ausführung Die Füße kreisen auf den Kernen, sodass nacheinander die Fersen, dann die Innenseiten, die Fußballen und die Außenseiten den Druck auf die Unterlage erhöhen. Spüren Sie die Kontaktpunkte an Ihrer Sohle. Atmen Sie beim Kreisen tief ein und aus. Dann wechseln Sie die Richtung.

Wenn es im Säckchen – und nicht im Fuß – knirscht, haben Sie alles richtig gemacht!

Häufigkeit

- 20 Sekunden in jede Richtung kreisen

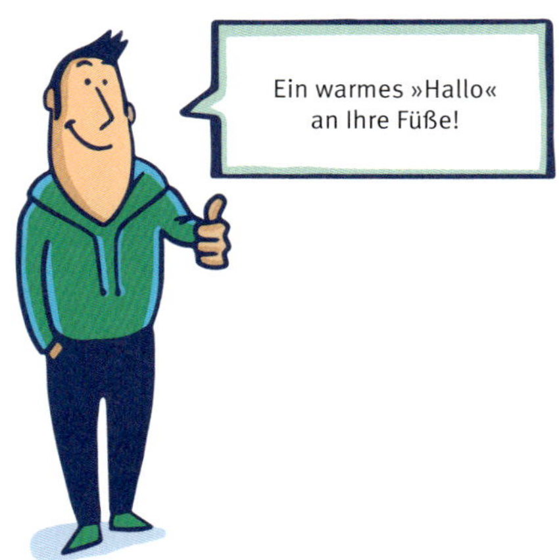

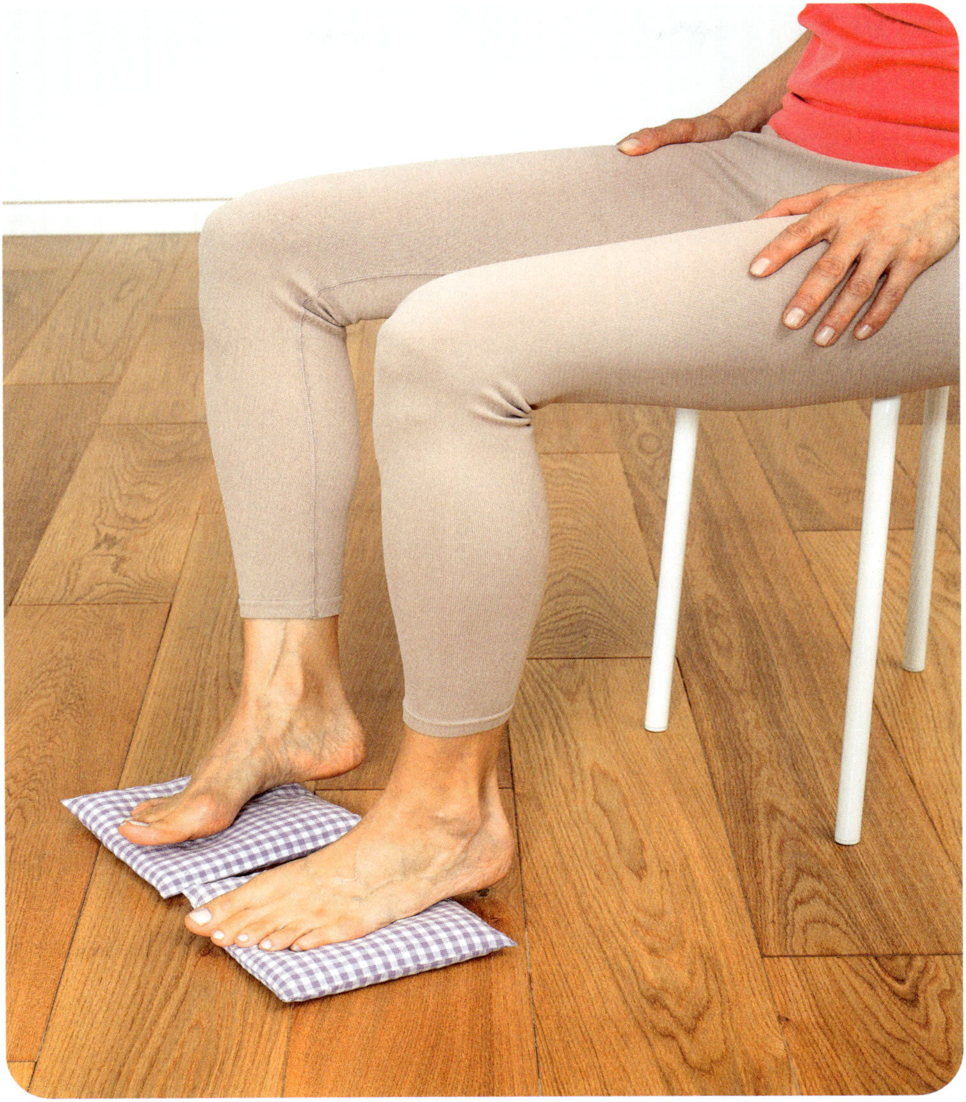

Im Sitzen: Hockerlanglauf – Beweglichkeit

» Wie ein Langläufer durch die Räume gleiten. Eine harmonische Bewegung für Muskeln und Gelenke.

Darum geht es Genau wie in der ersten Übung hilft das Wärmekissen unter den Füßen, den Fokus dorthin zu lenken und die Durchblutung zu fördern. Mit der Lockerheit, die sich schon eingestellt hat, lässt sich jetzt entspannt Dynamik in Fuß und Bein bringen. Dabei werden auf einfache Weise die Sprunggelenke durchbewegt, die aktive Muskulatur trainiert und beim Richtungswechsel wird genau diese Muskulatur sanft gedehnt. Da Sie jetzt noch die Arme gegengleich mitbewegen, haben Sie zusätzlich die Gangkoordination simuliert und das Herz-Kreislauf-System mitaktiviert. Wie Sie sehen: ein entspannter Alleskönner, der Hockerlanglauf.

Ausgangsstellung Sie sitzen aufrecht auf der Hockerkante, die Knie sind 90 Grad gebeugt, die Füße hüftbreit auseinander und auf den Kirschkernsäckchen oder den Wärmfläschchen platziert.

Ausführung Sie schieben mit den Füßen die Wärmekissen nach vorne und nach hinten, dabei bleiben die Füße plan auf dem Kissen, das heißt, Ferse und Fußballen heben nicht ab. ❶

Wenn der rechte Fuß nach vorne gleitet, bewegt sich der linke Arm gleichzeitig mit nach vorne. Beim Wechsel kommt der linke Fuß nach vorne, dann schwingt auch der rechte Arm mit vor. ❷

Denken Sie dran: Die Ferse bleibt auf dem Boden – das erhöht die Dehnung in der Wade.

Häufigkeit

- 3 × 20 Wiederholungen

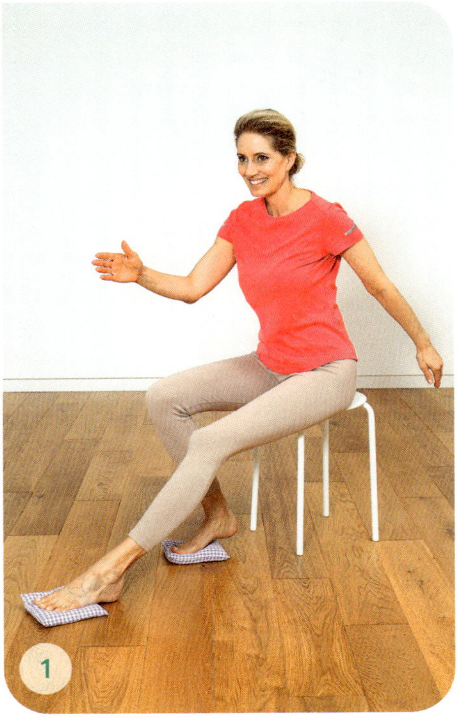
1

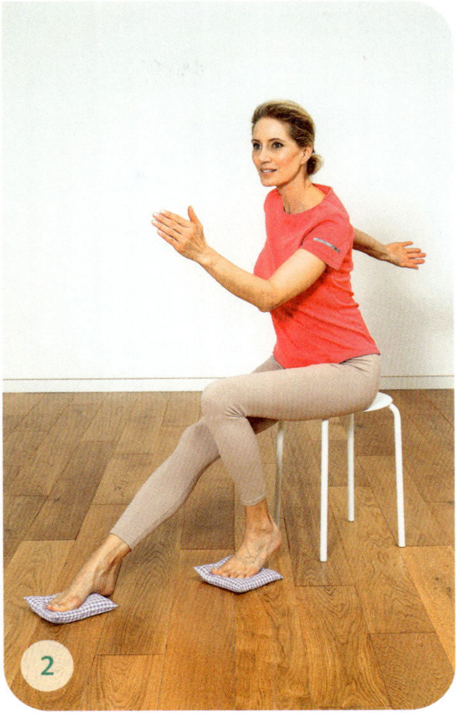
2

Im Sitzen: Hocker-Bridging – Gewölbeaufbau

» Eine Variante des Bridging, welche die »Brücke« zur Dynamik schlägt. Ein Fundament wird gelegt!

Darum geht es Wie in der Basisübung (Seite 24) erläutert, ist das Längsgewölbe das Fundament, auf dem der Körper aufbaut. Wenn ich die Brücke schlage, das heißt, den Innenfuß nach oben wölbe, werden alle stabilisierenden Muskeln trainiert. Das wiederholte Anspannen und Lösen in der dynamischen Übung verhindert, dass der Fuß verkrampft.

Ausgangsstellung Sie sitzen aufrecht auf Ihrer Hockerkante, die Füße hüftbreit aufgestellt. Wie in der Basisübung beschrieben, spannt sich unter Ihren Großzehballen ein Thera-Band, das Sie mit den Ballen nach unten drücken. ❶

Ausführung Jetzt führen Sie die Knie zur Achsenmitte nach außen. Die Achsenmitte haben Sie erreicht, wenn die Kniescheibe über dem zweiten Zeh steht. Jetzt aktivieren Sie wieder das Fußgewölbe, heben also den Innenrand des Fußes, ohne die Großzehballen oder die Fersen abzuheben. Dann drehen Sie die Knie noch einen Finger breit weiter nach außen und wieder einen Finger breit nach innen, sodass das Knie wieder über dem zweiten Zeh steht. Das Band darf dabei nicht wegflutschen. Die Zehen bleiben frei und beweglich und krallen nicht! ❷

Häufigkeit

- 3 × 5 Wiederholungen in der ersten Woche
- 3 × 10 Wiederholungen in der zweiten Woche
- dann alle zwei Wochen um 2 Wiederholungen steigern

VARIANTE

Wenn Ihnen das noch zu viel ist, dann »back to the roots«. Üben Sie ohne Kniebewegung die Brückenaktivität – wie in der Basisübung beschrieben. Steigern Sie in der dritten Woche auf 3 × 10 Sekunden.

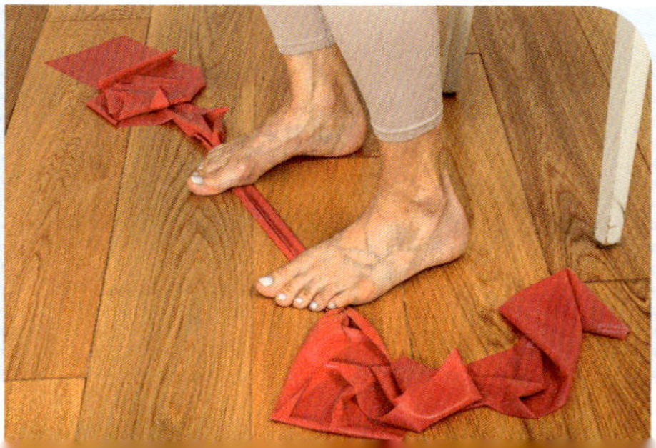

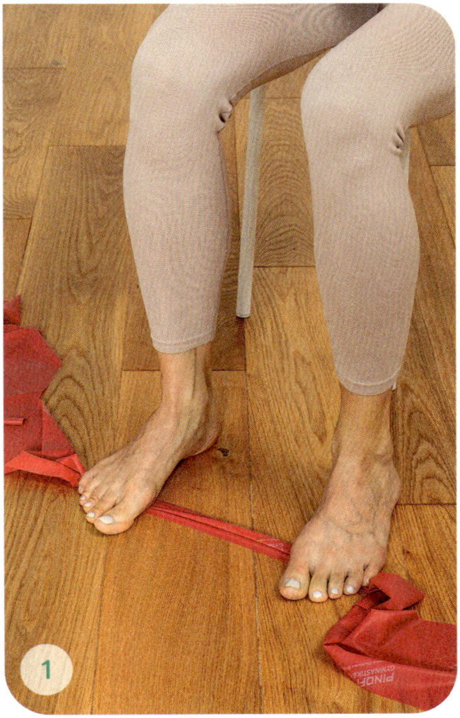

1

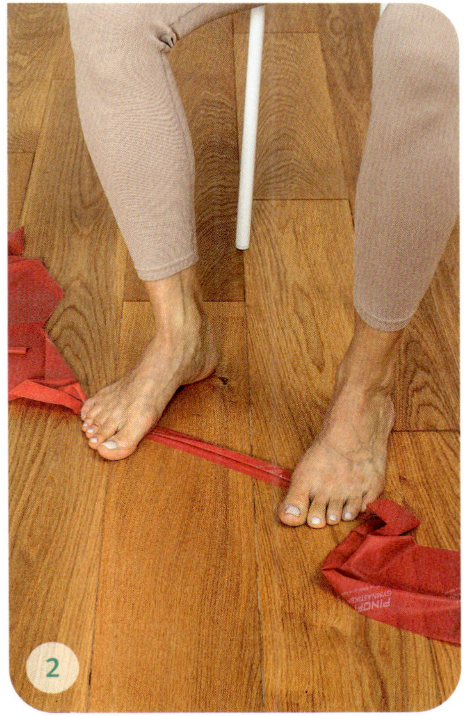
2

Im Sitzen: Fußwippe – Kräftigung

» Im Gehen setzen wir die Ferse auf und rollen über die Großzehe ab. Das üben wir jetzt im Sitzen – so läuft es sich einfacher.

Darum geht es Sie bewegen mit dieser Übung alle Gelenke des Fußes, ganz wie beim Gehen, nur ohne die Belastung durch das Körpergewicht. Durch die Wiederholung kräftigt das die Muskulatur, die für die Abrollbewegung verantwortlich ist. Außerdem unterstützen Sie gleichzeitig den Venenrückfluss, weil hier die »Muskelpumpe« das Blut zum Herzen zurückbefördert. Wenn Sie diese Übung regelmäßig machen, bilden sich weitere neue Nebengefäße, die die »Stammspieler« entlasten. Sagen Sie den Besenreisern den Kampf an!

Ausgangsstellung Sie sitzen aufrecht auf der Hockerkante und stellen die Füße hüftbreit auf. Auch jetzt sind die Knie im rechten Winkel gebeugt.

Ausführung Die rechte Ferse hebt ab, der Fuß rollt über die Sohle bis zu den Zehen ab, gleichzeitig heben die linken Zehen vom Boden ab, bis nur noch die Ferse mit dem Boden Kontakt hat. ❶

Dann wechseln rechter und linker Fuß ihre Bewegung: Jetzt rollt der rechte Fuß auf die Ferse und der linke auf die Zehen – wie zwei Wippen, die immer gegengleich schaukeln. ❷

Achten Sie darauf, dass die Knie dabei über den Zehen bleiben und nicht nach innen sinken.

Häufigkeit

- 3 × 10 Wiederholungen
- alle zwei Wochen um 2 Wiederholungen steigern

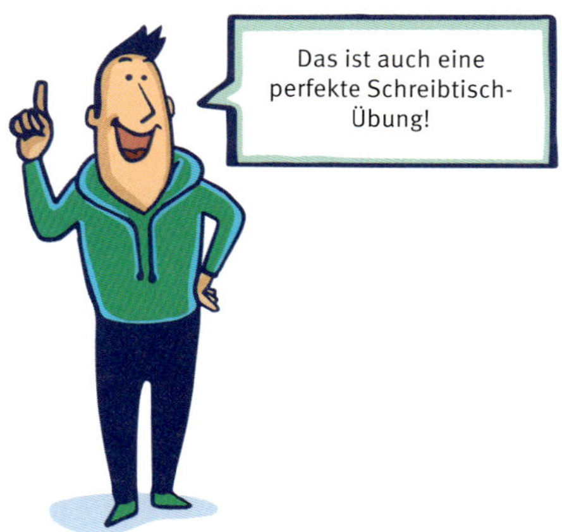

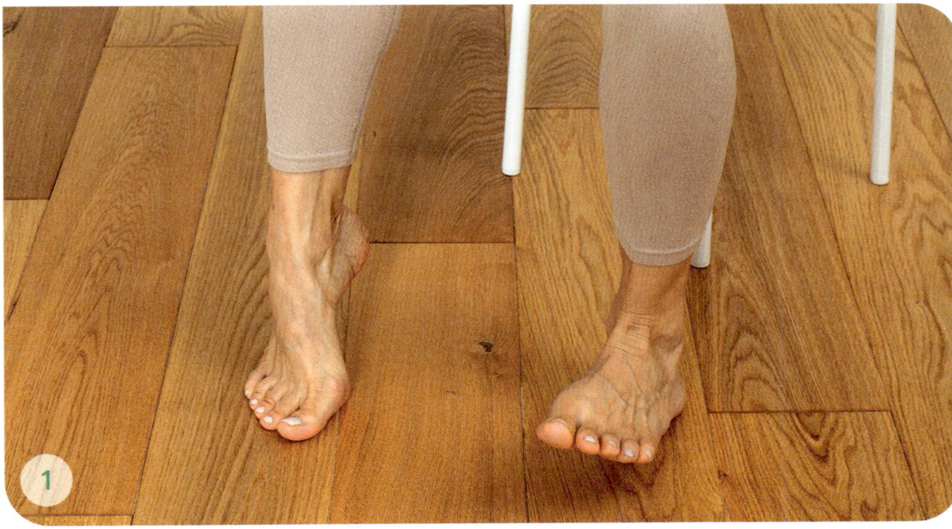
1

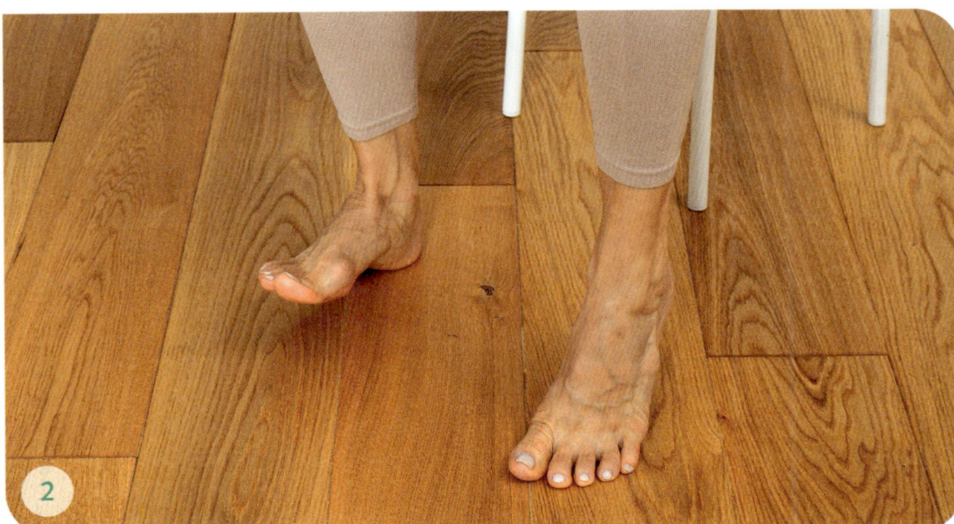
2

Im Sitzen: High Five – Kräftigung

» Die Zehen werden zum Jubeln aufgerufen. Jeder einzelne, aber alle gleichzeitig. Ein Riesenfest auch für die Zehenzwischenräume.

Darum geht es Alle Zehen besitzen Muskeln, die es ermöglichen, dass sie abgespreizt werden können. Vor allem die Kleinzehe und die Großzehe können isoliert, ohne die anderen, abspreizen. Leider sind bei den meisten Menschen diese Muskeln verkümmert, weil sie nie benutzt werden. Aber wie in der Einleitung schon erklärt: Ein Muskel wächst an seinen Aufgaben – und nur so! Deshalb ist diese Übung nicht nur eine hervorragende Ausgleichsbewegung gegen zu enges Schuhwerk, sondern lüftet auch noch die Zehenzwischenräume. Diese Übung lässt sich fantastisch unter dem Tisch machen – bei langweiligen Sitzungen, Telefonaten oder bei der PC-Arbeit.

Ausgangsstellung Aufrecht auf der Hockerkante sitzend stellen Sie Ihre Füße locker auf dem Boden, die Knie sind im rechten Winkel gebeugt.

Ausführung Wie zum vereinten Jubel spreizen Sie alle Zehen gleichzeitig voneinander ab – und zwar ohne, dass die Zehen nach oben oder unten ausweichen. Das heißt, die Ballen bleiben auf dem Boden und die Zehen bewegen sich parallel zum Boden.

Achten Sie wieder darauf, dass die Knie bei der Bewegung nicht nach innen ausweichen, sondern die Kniescheibe über den Zehen positioniert bleibt.

Häufigkeit

- 3 × 10 Wiederholungen
- alle zwei Wochen um 2 Wiederholungen steigern
- Sollten Ihre Zehen zu Krämpfen neigen, beginnen Sie mit 3 × 5 Wiederholungen, bis sich die Muskulatur an die ungewohnte Bewegung gewöhnt hat.

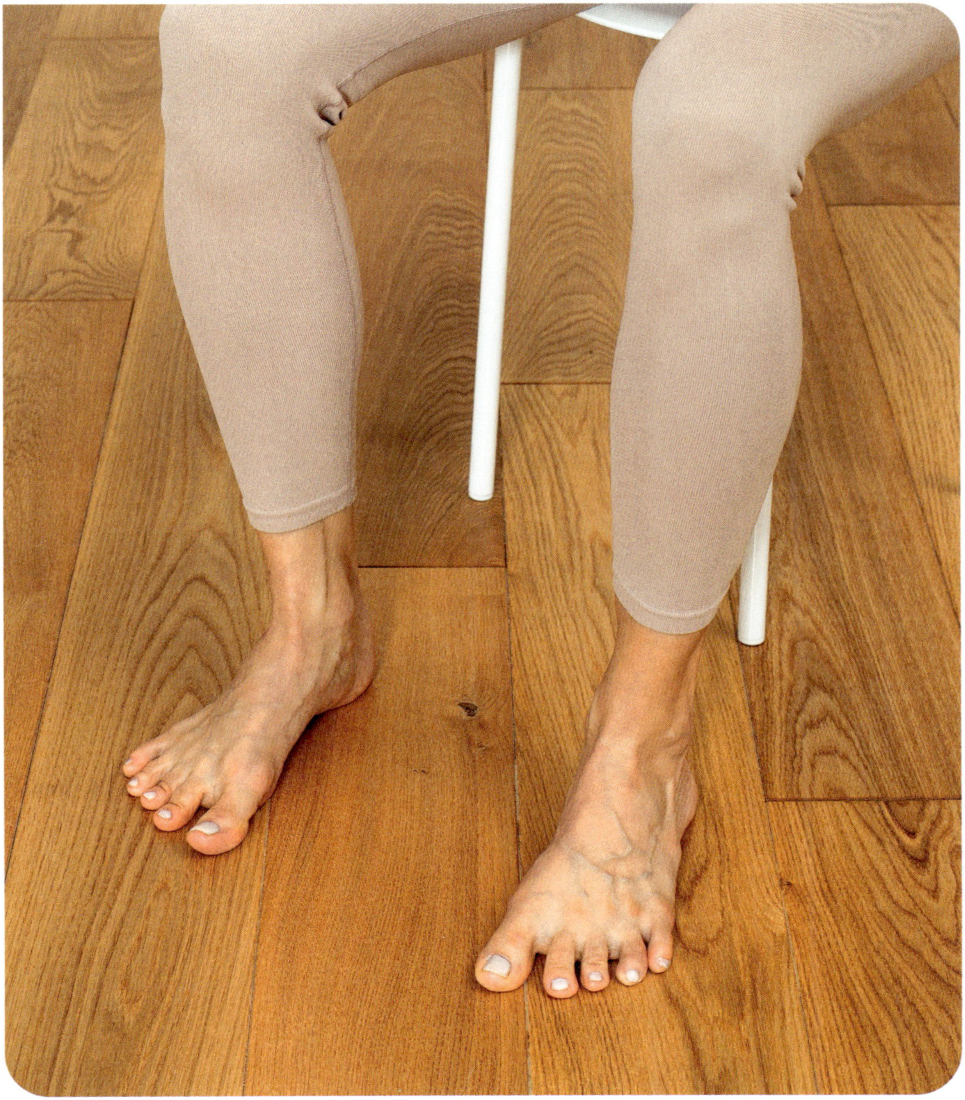

Im Sitzen: Klavierspielen – Kräftigung

» Ursprünglich konnten die Zehen mal alles, was die Finger auch können. Spielen wir mal ein bisschen Klavier ...

Darum geht es Je differenzierter wir unsere Muskeln anspannen können, umso flexibler kann der Fuß auf Unwegsamkeiten reagieren. Gerade das Quergewölbe profitiert von diesem Koordinationstraining. Um die Zehen wieder zu aktivieren, muss geübt werden, jede einzeln (am Anfang zumindest gedanklich) zu bewegen. Vor allem die Großzehen und Kleinzehen sollen angesteuert werden. Am Anfang denkt man, das klappt nie. Geduld! Mit der Zeit hilft das »Denken«.

Ausgangsstellung Sie sitzen aufrecht und die Füße stehen locker auf dem Boden.

Ausführung Sie drücken zuerst nur die rechte und linke Großzehe plan auf den Boden, ohne dass die Ferse nach oben kommt, und heben sie dann wieder ab. Vorsicht: nicht die Zehe zu sich hinziehen, also nicht krallen. Der Druck geht von der ganzen Zehe in den Boden rein, als wolle man einen Zehenabdruck hinterlassen. ❶

Dann drücken Sie nur die zweiten, dritten und vierten Zehen beider Füße in den Boden und lösen diese wieder.

Zum Schluss kommen die kleinen Zehen an die Reihe. ❷

Und dann geht das Ganze wieder von vorne los, wie die Etüden beim Klavierspielen. Wichtig: Die Zehen sollen nicht krallen und nicht zueinander hin pressen.

Häufigkeit

- 3 × 10 Wiederholungen
- alle zwei Wochen um 2 Wiederholungen steigern

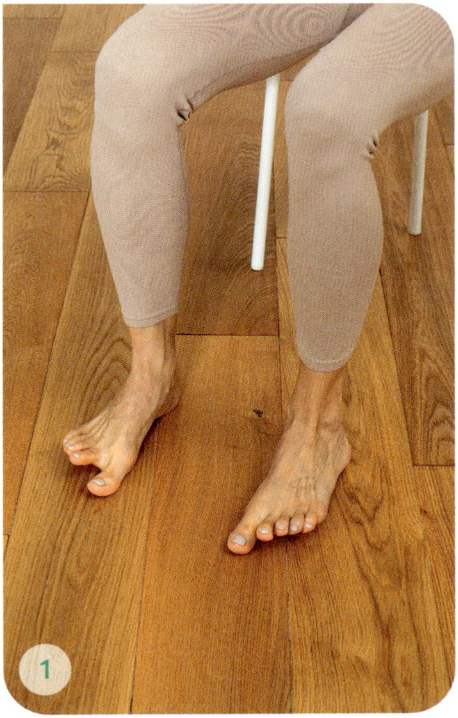
1

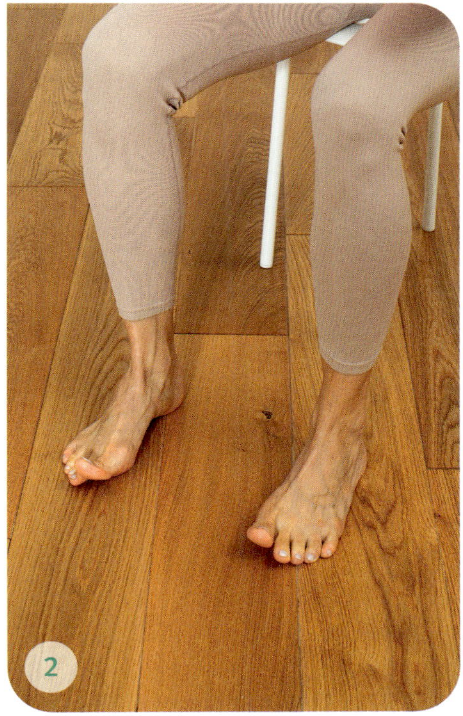
2

Im Sitzen: Rollmops – Dehnung

» Langsam wird es anstrengend, oder? Eine Dehnung hilft, die Muskeln wieder ein bisschen zu lockern.

Darum geht es Die ungewohnten Bewegungen führen am Anfang häufig zu einem Spannungsgefühl. Nur ein Muskel, der sich optimal dehnen lässt, kann auch optimal trainiert werden. Und nur wenn Ihr Gelenk seine volle Beweglichkeit hat, kann es einen physiologischen Bewegungsablauf unterstützen. Selten werden in Sportprogrammen die Zehen gedehnt, obwohl sie für einen »runden« Gang unbedingt ihre Geschmeidigkeit brauchen. Deshalb mobilisiert diese Übung vor allem den Vorfußbereich und die Zehen – ein Spitzentanz ohne Belastung. Ideal auch bei Verspannungen im Fuß- und Zehenrücken.

Ausgangsstellung Sie sitzen auf der Hockerkante. Der rechte Fuß steht plan auf dem Boden. Der linke Fuß ist so aufgestellt, dass Ferse und Sohle keinen Bodenkontakt mehr haben. Sie stehen also auf Ihren linken Zehen.

Ausführung Sie bewegen jetzt den linken Fuß über die Zehenspitzen auf die Zehenrücken, sodass die Zehen sich wie eine Faust einrollen und die Zehenoberseiten den Boden berühren.

Achten Sie darauf, dass Sie kein Stützgewicht auf die umgeklappten Zehen bringen, sondern nur das Gewicht des Fußes auf den Zehen liegt. Sie sollten einen leichten Dehnschmerz auf dem oberen Vorfuß spüren. Dosieren Sie, indem Sie das Knie entweder leicht anheben oder es mit der Schwerkraft absinken lassen.

Häufigkeit

- 3 × 10 Sekunden pro Seite

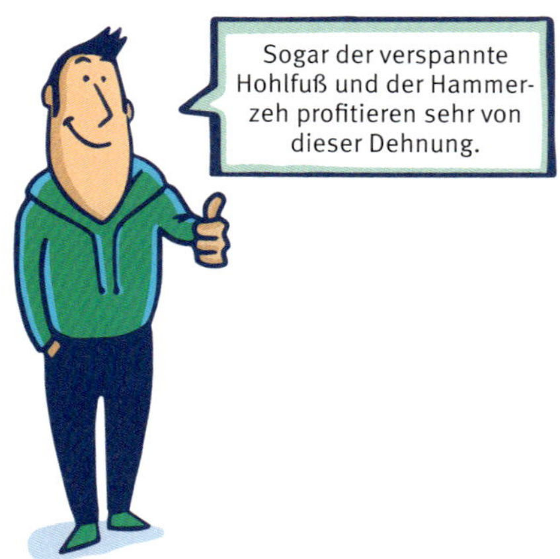
Sogar der verspannte Hohlfuß und der Hammerzeh profitieren sehr von dieser Dehnung.

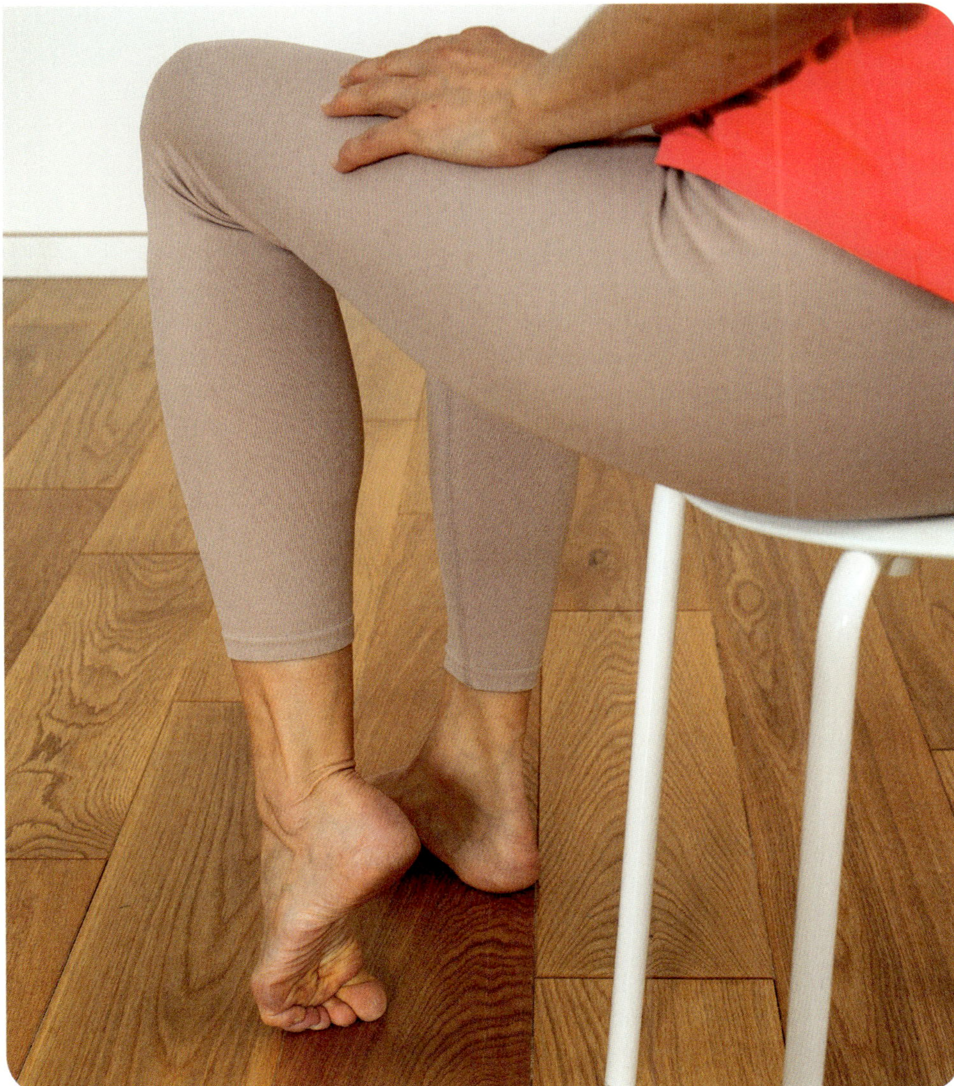

Am Hocker abstützen: Triple Stretch – Dehnung

» Jetzt sind Fuß und Bein schon gut gekräftigt. Damit sie locker bleiben, dehnen wir jetzt die betroffenen Muskeln.

Darum geht es Mit dem »Spitzentanz« haben wir den vorderen Anteil von Fuß und Bein gedehnt. Jetzt kommt die hintere Muskulatur dran. Dort gibt es die große Wadenmuskulatur, die tiefe Wadenmuskulatur und die Zehenbeuger. Das ergibt drei Dehnungsphasen.

Ausgangsstellung Sie stellen sich vor den Hocker und stützen sich mit den Händen auf die Sitzfläche. Dann nehmen Sie ein Bein nach hinten, das vordere ist gebeugt.

Ausführung In der ersten Phase ist das hintere Bein im Knie gestreckt. ❶ Dann drückt der hintere Fuß die Ferse in den Boden und gleichzeitig schiebt sich das Becken nach vorne. Wenn es in der äußeren, oberen Wade und der Achillessehne zieht, ist das genau richtig. ❷

In der dritten Phase drückt die Ferse weiter in den Boden, das Knie beugt sich, bis in der tiefen Wade eine Dehnung zu spüren ist. Die Spannung ist jetzt etwas weiter unten und tiefer zu spüren. ❸

In der letzten Phase hebt die Ferse ab, das Knie geht fast bis zum Boden und das Gesäß nähert sich der Ferse. Wenn es in der Sohle und in den Zehengrundgelenken zieht, ist die Dehnung richtig. Wenn es sehr in den Zehen oder der Großzehe schmerzt, kommen Sie wieder etwas nach oben und reduzieren so die Spannung. ❹

Häufigkeit

- 20 Sekunden für jede Phase halten, dann die Seite wechseln
- 3 Wiederholungen pro Seite

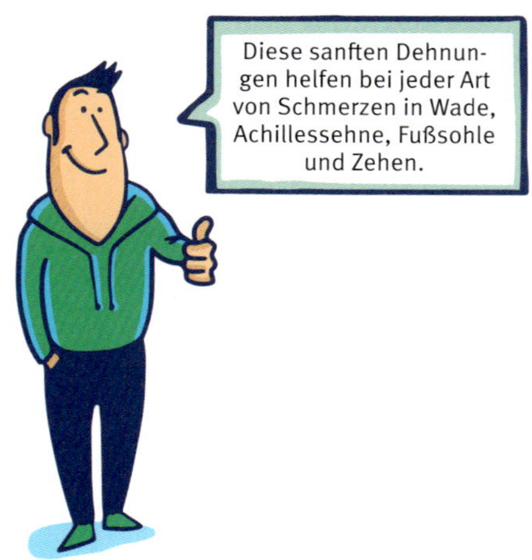
Diese sanften Dehnungen helfen bei jeder Art von Schmerzen in Wade, Achillessehne, Fußsohle und Zehen.

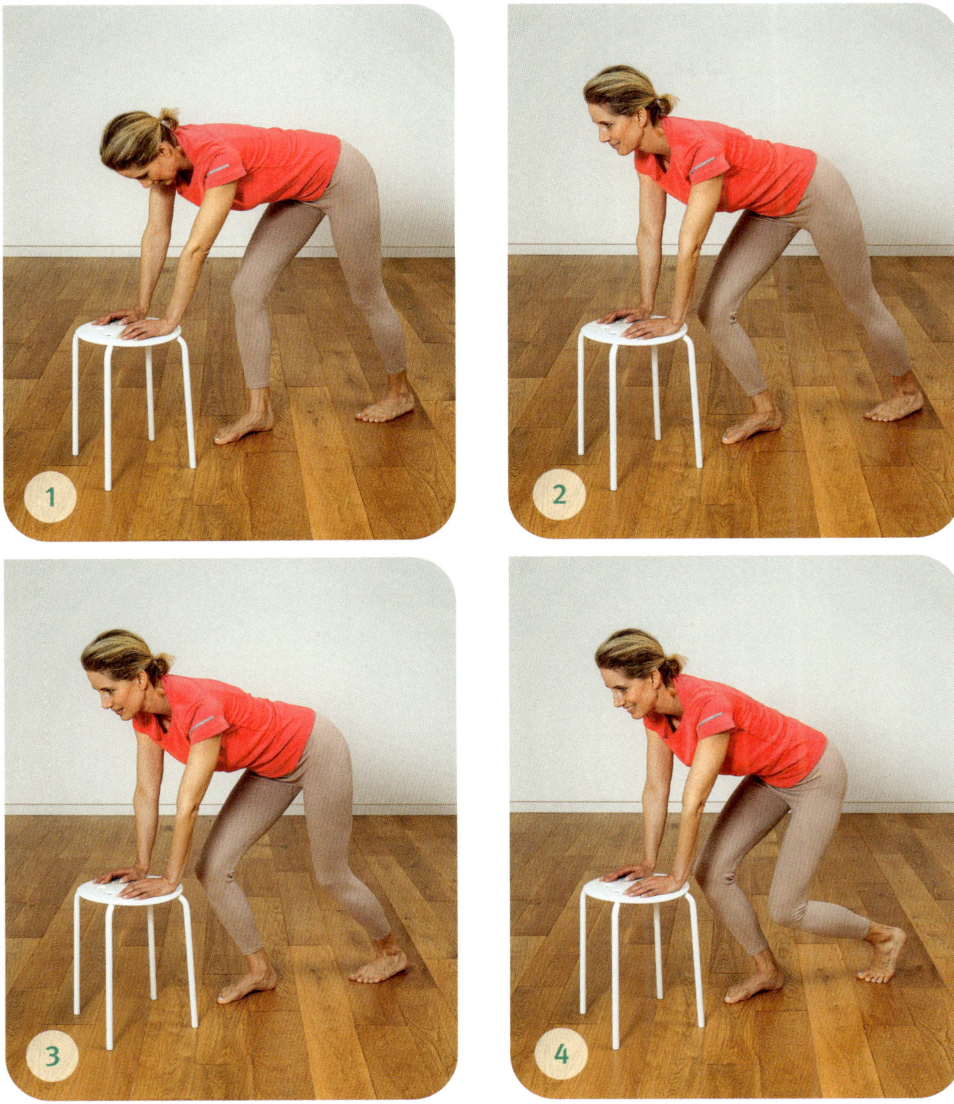
1
2
3
4

Vom Sitzen zum Stehen: Aufstand – Achsentraining

» Ist beim Auto die Achse verzogen, fahren sich die Reifen einseitig ab. Damit das mit den Füßen nicht passiert, braucht es eine stabile Ausrichtung.

Darum geht es Mit dem kleinen Coach haben Sie bereits gelernt und trainiert, wie man das Fußgewölbe aufbaut und stabilisiert. Jetzt geht es darum, diese Position auch beim Aufstehen zu halten und die Knie über der zweiten Zehe in der Achse zu stabilisieren. Also das, was der Fuß aufgebaut hat, an das Knie weiterzugeben bis hin zu Hüfte, Becken und Wirbelsäule.

Ausgangsstellung Sie sitzen auf dem Hocker in der Höhe Ihrer Wahl. Die Füße stehen jetzt mehr als hüftbreit auf dem Boden, das Fußgewölbe ist aufgebaut. Wenn die Kniescheibe ein Gesicht hätte, würde die Nase über der zweiten Zehe stehen. Das Becken ist nach vorne gerollt, sodass ein kleiner Entenpopo entsteht. Die Schultern sind hinten unten, das heißt von den Ohren weg, und der Bauch ist nach innen angespannt. ❶

Ausführung Sie beugen den Oberkörper gestreckt über die Oberschenkel, verlagern das Gewicht auf die Beine und heben das Gesäß vom Hocker weg. ❷

Diese Position halten Sie und dann setzen Sie sich wieder. Wichtig: Die Knie bleiben über den Zehen, der Oberkörper bleibt gestreckt, das Gewicht verlagert sich auf die Füße.

Häufigkeit

- 3 × 10 Wiederholungen
- alle zwei Wochen um 2 Wiederholungen steigern

VARIANTE

Binden Sie ein Seil oder ein Thera-Band um die Knie, sodass beim Spannen die Knie genau in der Achse stehen. Halten Sie das Seil gespannt, während Sie die Übung machen. Das verstärkt die Wirkung.

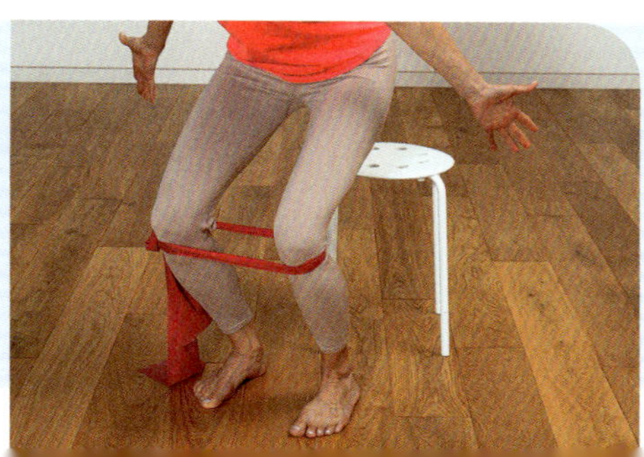

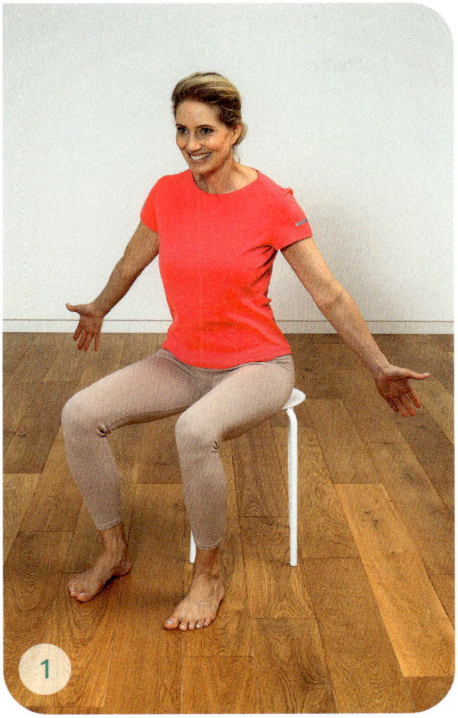
1

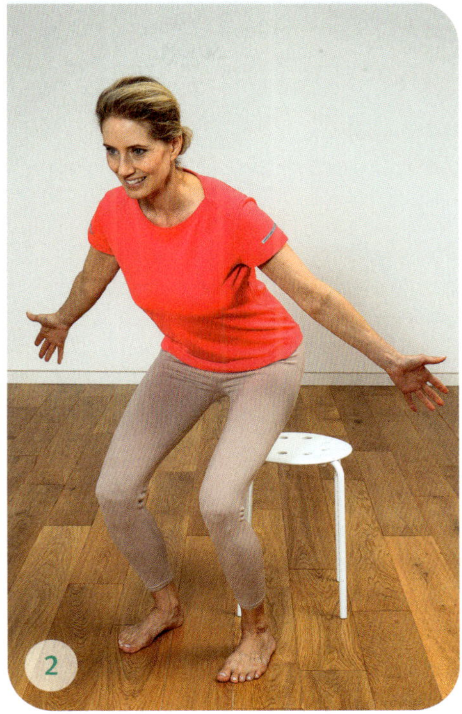
2

Im Liegen: Mit dem Fuß durch die Wand – komplex

» Mit dem Kopf durch die Wand, das wollen viele. Dabei ist es mit dem Fuß viel kräftigender. Und zwar für den ganzen Körper.

Darum geht es Wir haben viele Male das Fuß-Bridging trainiert, das heißt, wir haben im Fuß eine Aktivität geübt, die das Gewölbe stabilisiert. Nun schlagen wir eine weitere Brücke. Bei dieser Übung findet die Brückenaktivität im ganzen Körper statt. Sie stimulieren »mit dem Fuß durch die Wand« zusätzlich die bodenseitige Muskulatur, das sind die Beinrückseite, das Gesäß und die Rückenmuskeln.

Ausgangsstellung Sie liegen mit dem Rücken auf dem Boden und rutschen mit dem Gesäß nah an die Wand. Dann stellen Sie die Füße gegen die Wand, sodass die Knie und die Hüfte 90 Grad gebeugt sind.

Ausführung Sie bauen gegen die Wand das Fußgewölbe auf. Spüren Sie noch mal den drei Kontaktpunkten Ferse, Großzehballen und Kleinzehenballen nach.

Dann geben Sie Druck auf die Füße, sodass das Becken leicht vom Boden abhebt. Die Knie bleiben dabei über den Zehen und das Längsgewölbe bleibt aufgebaut.

Häufigkeit

- 3 × 10 Sekunden halten
- In der dritten Woche steigern Sie auf 4 × 10 Sekunden und dann jede zweite Woche um 2 Sekunden steigern.

VARIANTE

Bei der Steigerung rollen Sie zusätzlich rechts und links abwechselnd die Füße bis zu den Zehenballen ab. Der Rest des Körpers bleibt dabei stabil.
3 × 10 Wiederholungen

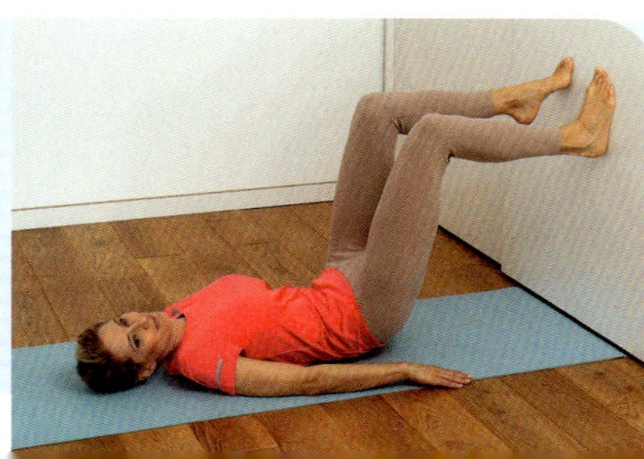

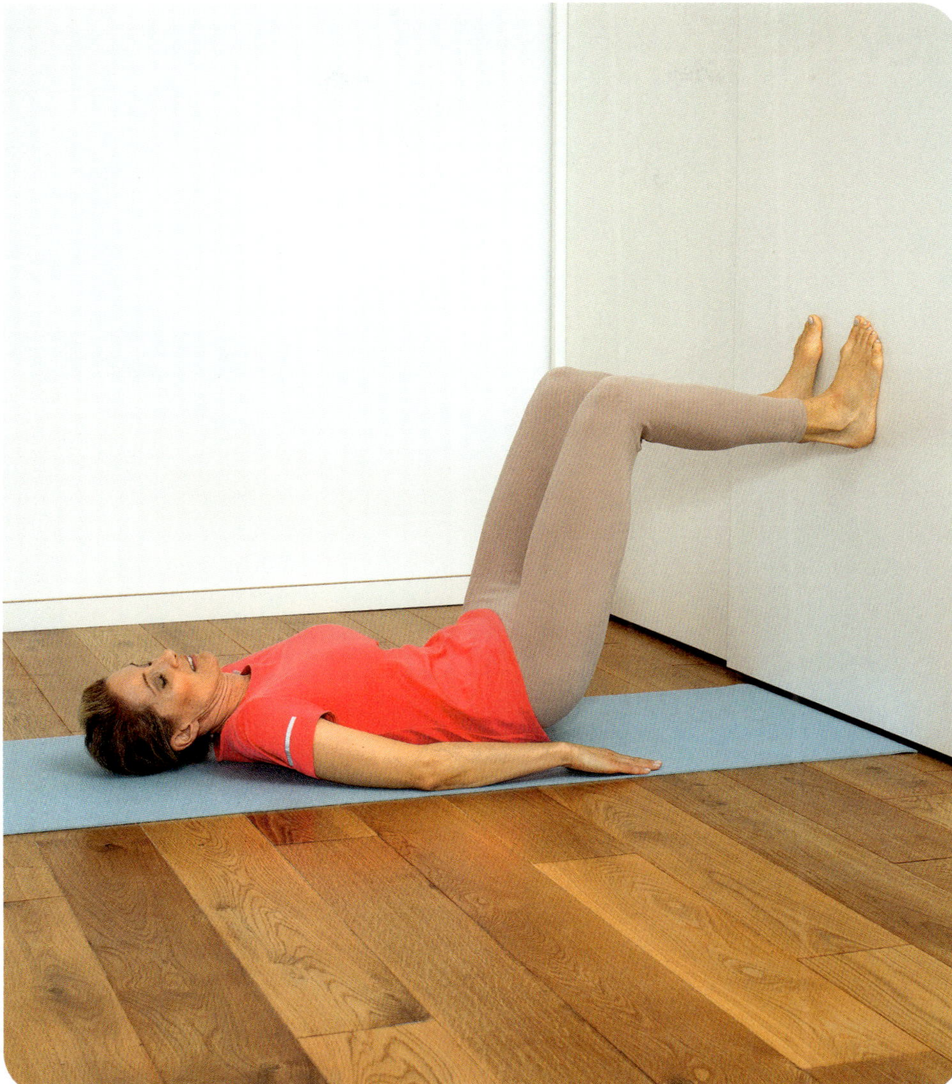

Das kleine Büro-Workout

Grundsätzlich kann man immer die sitzenden Übungen des Programms für Einsteiger (Seite 38) in den Alltag einfließen lassen. Ergänzen Sie das Workout durch die folgenden Übungen.

Die nun folgenden Übungen eignen sich gut für den Bürostuhl, aber auch an Stehtischen sind sie kein Problem.

Fußwippe

Diese Übung regt Fußmuskulatur und Durchblutung an!

Ausgangsstellung Sie sitzen und stellen die Fersen auf den Boden, der Vorfuß und die Zehen sind abgehoben. ❶

Ausführung Rollen Sie nun von der Ferse über die Sohle bis vor auf die Zehen und wieder zurück. ❷

Häufigkeit

- 3 × 10 Wiederholungen

Loten

Diese Übung bringt den Fuß wieder in seine Mitte.

Ausgangsstellung Im Sitzen stehen beide Füße nebeneinander auf dem Boden.

Ausführung Von der Ferse bis zu den Zehen den Fuß nach rechts und links auf die Außenkanten rollen und wieder zurück. ❸, ❹

Häufigkeit

- 3 × 10 Wiederholungen

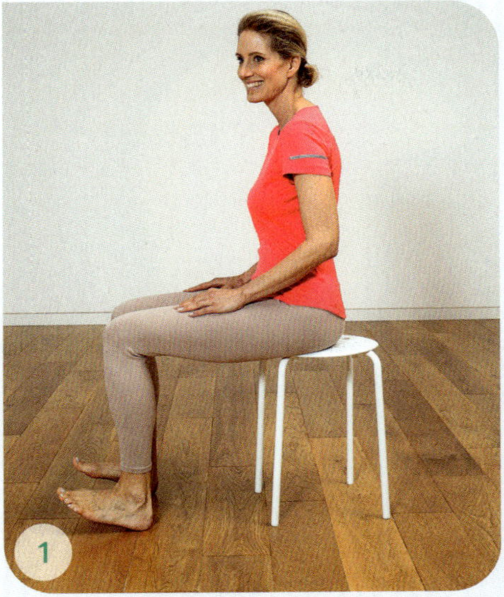
1

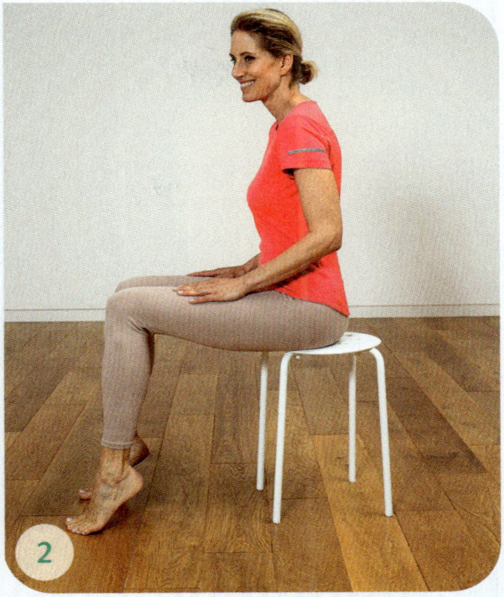
2

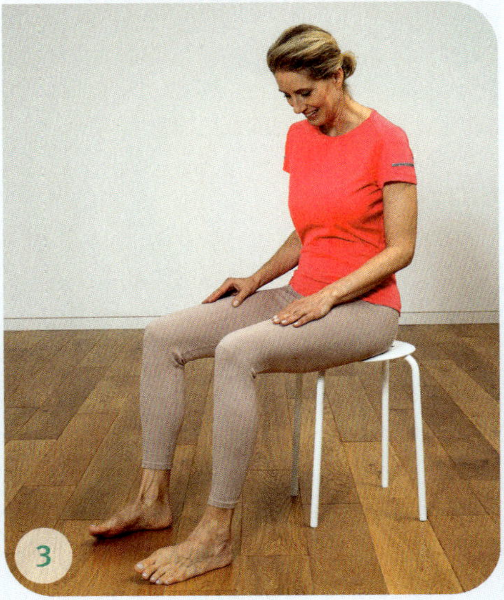
3

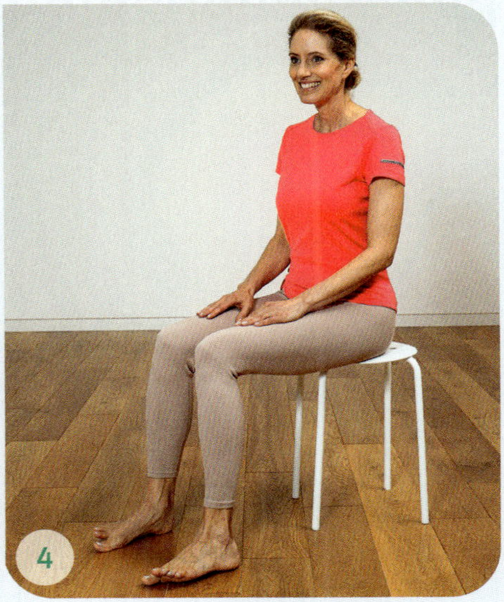
4

Hacke – Spitze

Bei dieser Übung aktivieren Sie nicht nur die Muskulatur, Sie steigern auch die Durchblutung und die Bewegung. Sie ist ein Klassiker der Venengymnastik, ein probates Mittel gegen Krampfadern.

Ausgangsstellung Die Füße stehen nebeneinander. Sie sitzen aufrecht auf Ihren Sitzbeinhöckern, der Stuhl ist so eingestellt, dass Ihre Knie 90 Grad gebeugt sind.

Ausführung Den rechten Fuß abheben, das Knie strecken und den Fuß mit der Ferse aufsetzen. Gleichzeitig den linken Fuß abheben, das Knie beugen und die Zehenspitzen unter dem Stuhl absetzen. ❶

Dann wechseln Sie die Seiten. ❷

Häufigkeit

- 3 × 10 Wiederholungen

Lineal-Brücke

Hier schlagen Sie zwei Fliegen mit einer Klappe: Während Sie in Ihren Laptop tippen oder ein Telefonat mit Ihren Kunden führen, schlägt der Fuß (linientreu) seinen Bogen.

Ausgangsstellung Die Füße stehen parallel nebeneinander. Sie sitzen aufrecht auf Ihrem Stuhl und die Knie sind 90 Grad gebeugt. Ein Lineal liegt unter beiden Großzehballen. ❸

Ausführung Die Großzehballen geben Druck auf das Lineal, während sich gleichzeitig die Knie immer wieder von innen nach außen zur Lotlinie über dem zweiten Zeh bewegen, ohne dass sich der Druck auf das Lineal abschwächt. ❹

Häufigkeit

- ein Telefonat lang oder für die Dauer einer getippten DIN-A4-Seite immer wieder das Knie leicht nach außen und innen bewegen.
- Sie können aber auch einfach auf die Uhr schauen und diese Bewegung 5 Minuten vollziehen.

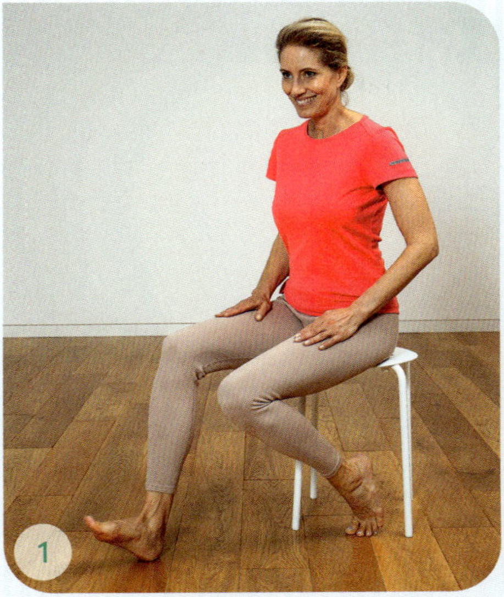
1

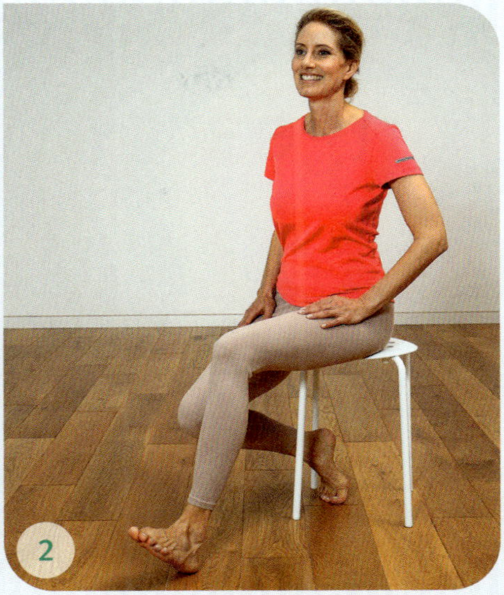
2

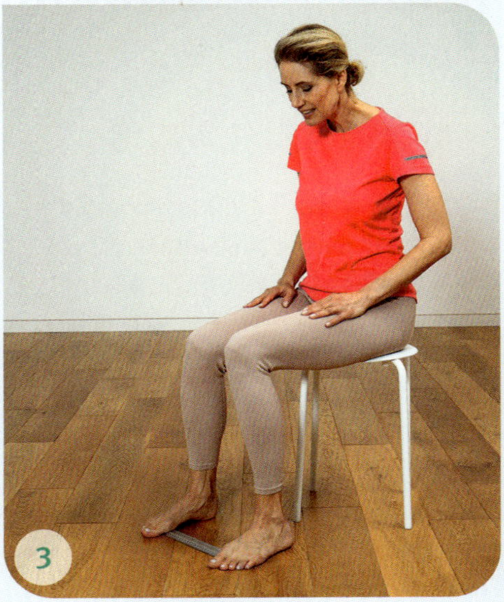
3

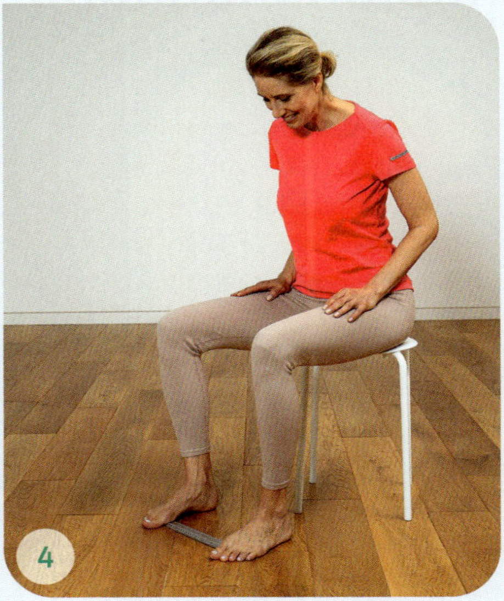
4

Übungsprogramm für Fortgeschrittene

Bravo! Ihre Füße sind wach, Sie stehen mitten im Leben und Ihre Fußmuskeln lechzen nach Aktivität. Für mehr Standfestigkeit ist jetzt der kleine Coach da. Er hat jede Menge Übungen für Ihre Füße in petto.

Dieses Programm eignet sich für alle, die bei der Auswertung des Tests die Punkte für diese Kategorie erreicht haben. Aber auch für alle, die das Einsteigerprogramm schon erfolgreich absolviert haben und jetzt merken, dass sie ein bisschen mehr gefordert werden können.

Wenn Sie ohne größere Probleme Übungen im Stehen absolvieren können, aber bei kniffligen Gehübungen noch schwanken und die Ausdauer noch wackelt, sind Sie hier genau richtig. Ihre Standfestigkeit steht jetzt im Vordergrund.

Stehen verstehen – der Fuß als Stabilisator

Das Stehen ist ein wesentlich komplexerer Vorgang für die Füße als das Sitzen. Der Mensch hat sich vom Vierfüßer zum Zweibeiner entwickelt. Das ganze Körpergewicht lastet auf nur zwei Säulen. Deshalb ist es so wichtig, dass das Gewölbe des Fußes stabil aufgebaut wird. Auf einzigartige Weise schafft es diese Gewölbekonstruktion, alle eintreffenden Kräfte optimal zu verteilen. Steht das Fundament, können sich auch die Knie, die Hüfte, das Becken und die ganze Wirbelsäule inklusive Kopf ideal und ökonomisch darüber sortieren.

Stehen verstehen – der Fuß als Balancehalter

Noch mehr Koordination verlangt Ihnen der Einbeinstand ab. Jede noch so kleine Abweichung der Fußachse erfordert ungeheure Kompensationskräfte des restlichen Körpers. Der Fuß steht und trainiert im Stehen nie allein! Übungen im Stehen sind auch immer Übungen für das Gleichgewicht.

Trainingsabfolge

Viele Übungsziele, die beim Einstieg noch im Sitzen stattfinden, meistert der Fortgeschrittene im Stehen. Die Übungsabfolge beginnt mit einer Wahrnehmungsübung, die Standvermögen abverlangt.

Sie werden selbst merken, wenn Sie regelmäßig den Gewölbeaufbau üben, wirkt sich das auf die gesamte Statik des Körpers aus. Die Muskulatur kräftigen und dehnen, damit sie geschmeidig bleibt, und am Ende mit dem ganzen Körper koordinieren, das sind die Inhalte, die der kleine Coach Ihnen bei weiteren Trainingsaufgaben vermittelt.

Trainingsablauf

Eine feste Stehparty mit dem kleinen Coach drei Mal die Woche, das festigt nicht nur die Freundschaft, sondern auch die Stabilität in Ihren Füßen. 30 Minuten Zeit für Ihr inneres und äußeres Gleichgewicht, das klingt nicht nach einem Muss, sondern nach einem Versprechen. Der kleine Coach bleibt treu an Ihrer Seite.

Viele Übungen können Sie gut in den Alltag einbauen. Das Programm für Fortgeschrittene eignet sich idealerweise für alle stehenden Tätigkeiten: Warten auf den Bus, Stehen an der Einkaufskasse und täglich beim Zähneputzen.

Komplexe Übungsmuster am Ende, die das Gelernte in den Bewegungsablauf einbinden, ermöglichen Ihnen später den Transfer zur alltäglichen Umsetzung. Mehr Übungen, um ins Gleichgewicht zu kommen, gibt es im Kapitel »Finden Sie Ihre Mitte!« (Seite 136).

Im Stehen: Kirschkernknirschen – aufwärmen

» Auch im Stehen kann man ein warmes Hallo zum anderen Ende des Körpers schicken. Spüren Sie sich und Ihre Standfestigkeit – und bringen Sie sich auf Arbeitstemperatur!

Darum geht es Kirschkerne speichern Wärme und geben diese für einen langen Zeitraum kontinuierlich an den Körper ab. Genau wie in der Einsteigerübung können mit Wärme Überlastungsverspannungen gelockert werden und die kreisenden Bewegungen unterstützen diesen Effekt. Eine vermehrte Durchblutung fördert nicht nur das Herz-Kreislauf-System, sondern reduziert auch Schmerzen. Die Nervenenden an Ihren Sohlen bekommen Reize, die sie an das Gehirn weiterleiten. Auf diese Weise angeregt durch die Kirschkerne, justiert sich der Körper in seiner Haltung immer wieder neu. Der Fuß, der steht, leistet Stabilitätsarbeit und hält den Körper im Gleichgewicht.

Ausgangsstellung Sie stehen auf einem Bein, dem sogenannten Standbein. Der Fuß des anderen Beines ist auf dem Wärmekissen, das ist das Spielbein. Das heißt, sobald ein Fuß vom Boden abhebt, ist das Bein, das stehen bleibt, das Standbein, das abhebende Bein ist das Spielbein. Die Knie sind leicht gebeugt und die Kniescheibe des Standbeins steht leicht über den Zehen.

Ausführung Der Fuß, der auf dem Wärmekissen ist (Spielbein), macht kreisende Bewegungen. Achten Sie darauf, dass das Becken rechts und links auf gleicher Höhe bleibt. Es soll auf der Standbeinseite nicht nach oben hin ausweichen.

Häufigkeit

- 20 Sekunden kreisen
- danach die Seite wechseln

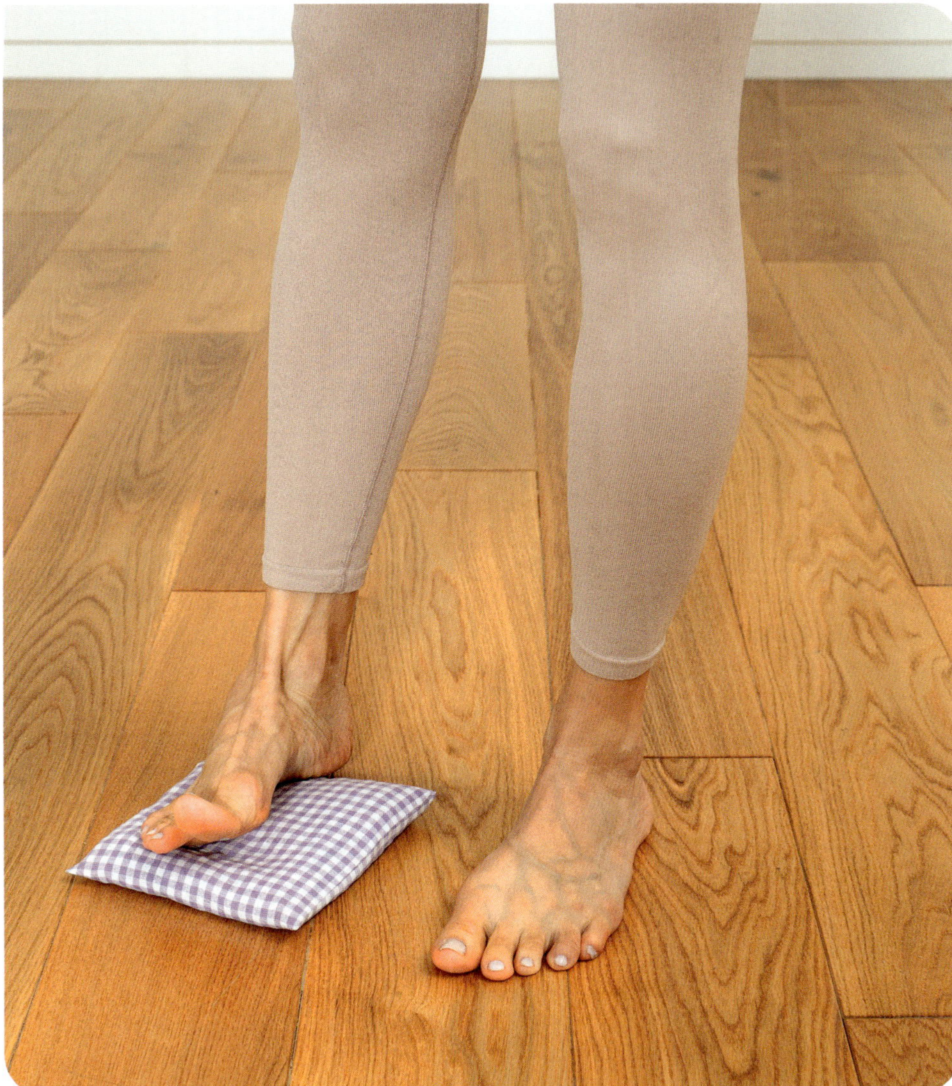

Im Stehen: Einbeinlanglauf – Koordination

» In einer warmen Umgebung stabil in Bewegung kommen – der Einbeinlanglauf ist die All-in-one-Übung für den Standhaften.

Darum geht es Der Fuß auf dem Wärmekissen wird locker durchbewegt, durchblutet und gekräftigt. Gleichzeitig müssen beide Füße das Zusammenspiel von Stand- und Spielbein koordinieren. Das Bein, das sich nach vorne und hinten bewegt, also das Spielbein, wird dabei dynamisch durchbewegt und gedehnt. Das Bein der anderen Seite, also das Standbein, hat ganz schön was zu tun, um Sie zu stabilisieren. Das kräftigt nicht nur den Fuß, sondern auch Oberschenkel und Gesäß und schult das Gleichgewicht. Die Übung regt außerdem den Kreislauf an. Ausdauer, Mobilisation, Stabilisation – alles in einem!

Ausgangsstellung Ein Bein steht auf dem Boden, das andere ist auf dem Kirschkernsäckchen, beide Füße sind parallel zueinander aufgestellt.

Ausführung Der Fuß auf dem Wärmekissen (Spielbein) schiebt dieses nach vorne und nach hinten wie beim Langlauf oder Rollerfahren. Dabei bleiben die Fersen beider Füße am Boden. ❶

Der gegengleiche Arm schwingt gleichzeitig mit nach vorne. Das heißt, wenn das linke Bein das Spielbein ist, bewegt sich der rechte Arm immer mit nach vorne und nach hinten. ❷

Häufigkeit

- 3 × 10 Wiederholungen pro Seite
- alle zwei Wochen um 2 Wiederholungen steigern

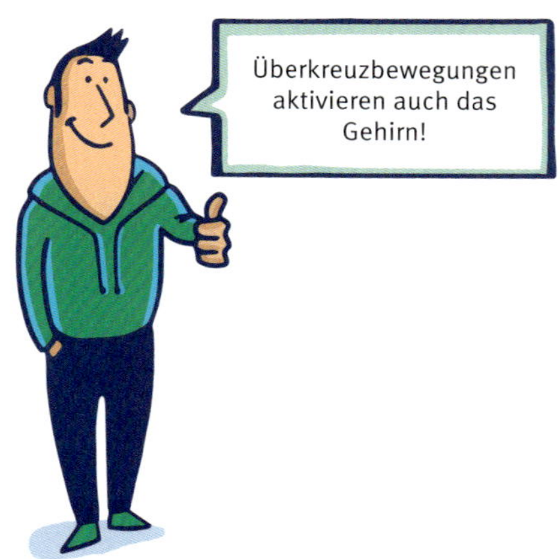

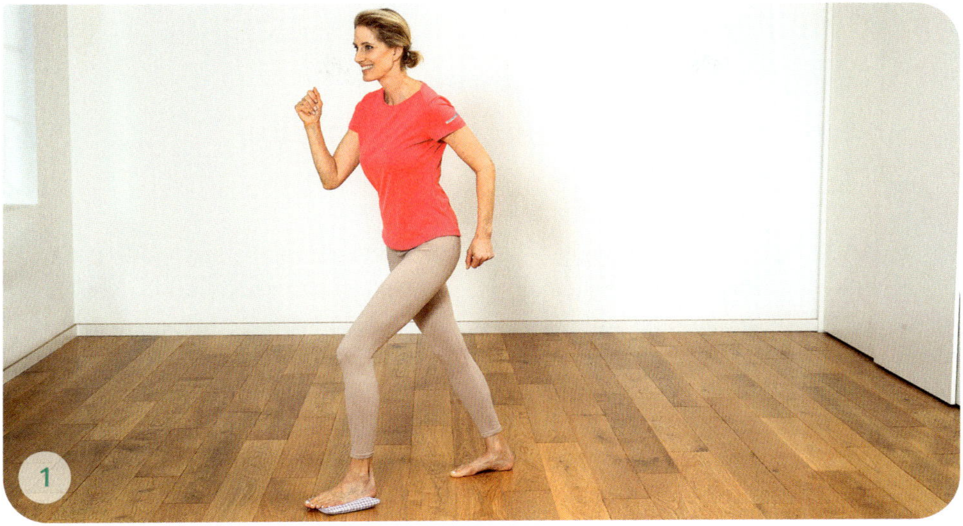
1

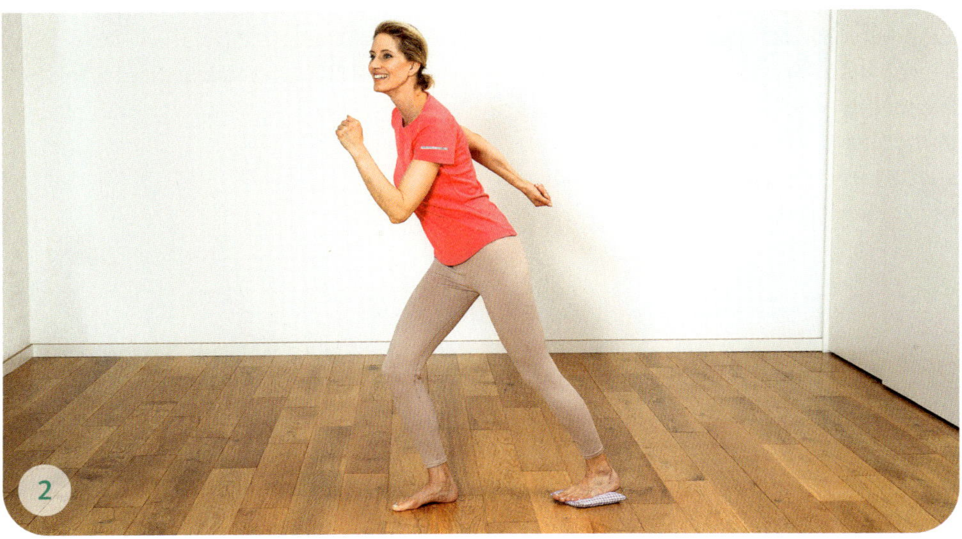
2

Im Stehen: Fuß-Bridging – Gewölbeaufbau

» Eine gute Basis verschafft einen guten Stand. Die Säulen der Stabilität im Stehen.

Darum geht es Wie in der Basisübung bereits erklärt, ist der Fußgewölbeaufbau die Grundlage für die gesamte Körperstatik. Im Stehen ist das natürlich deutlicher zu spüren als im Sitzen – und erfordert auch mehr Konzentration. Ziel ist es, diese Position auf Dauer zu automatisieren.

Ausgangsstellung Beide Füße stehen plan auf dem Boden. Das Fußgewölbe wird zwischen Großzehballen und Ferse aufgebaut, die Zehen können locker wackeln. Wenn Ihre Großzehe stark nach innen zu den anderen Zehen abknickt (Hallux valgus), können Sie sie ruhig mit dem Finger nach außen schieben. ❶

Ausführung Unter beiden Großzehballen liegt ein gespanntes Gummiband oder ein Thera-Band und wird heruntergedrückt, während beide Knie leicht gebeugt und die Kniescheiben über den zweiten Zehen positioniert sind. Diese Position halten. ❷

Häufigkeit

- 3 × 5 Sekunden
- in der dritten Woche auf 4 × 5 Sekunden erhöhen
- danach alle zwei Wochen um 2 Sekunden steigern

VARIANTE

Sie können in dieser Position die Knie immer um einen Zentimeter nach außen schieben und dann wieder in die Achse zurück. 3 × 5 Wiederholungen, dann alle zwei Wochen um 2 Wiederholungen steigern.

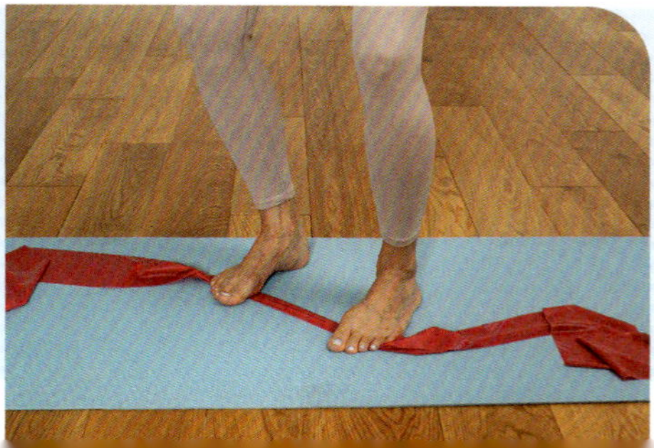

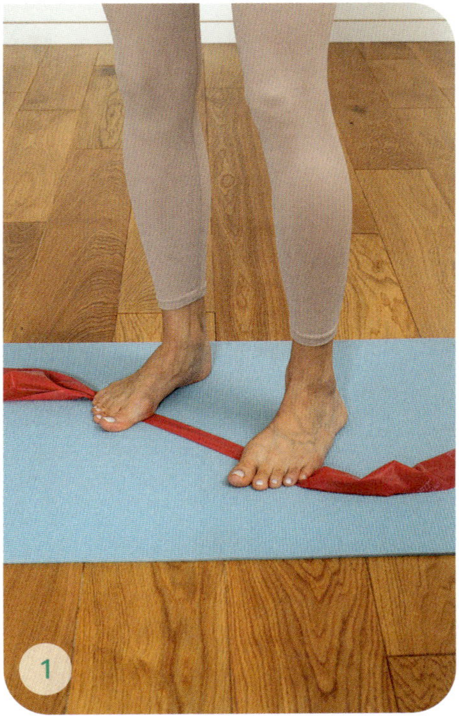

1

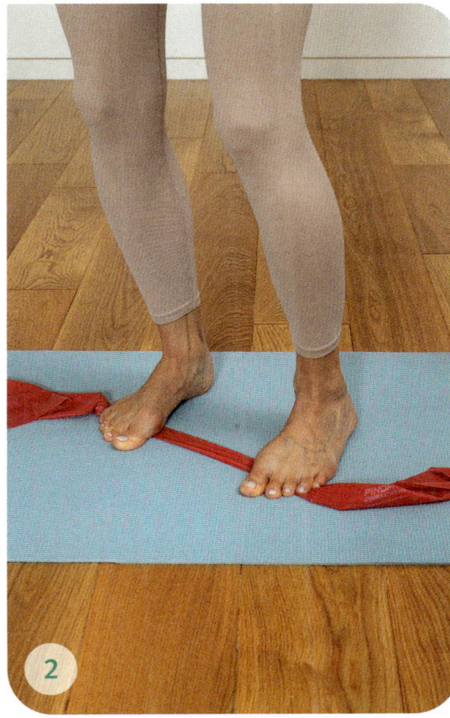

2

Im Stehen: Ballerina – Kräftigung

» Nach oben strebt der Mensch! Dafür braucht es kein Tutu, sondern eine starke Wadenmuskulatur.

Darum geht es Die Muskulatur am hinteren Unterschenkel ist nicht nur dafür da, um uns nach vorne zu bringen, sondern auch nach oben. Ohne sie kämen wir kaum noch die Treppen hoch, könnten nicht schnell laufen und schon gar nicht Hund und Kindern hinterherspringen. Die Zehenspitzenübung ist für all diese Fähigkeiten eine gute Kräftigung und aktiviert zudem noch die Muskeln des Längsgewölbes.

Ausgangsstellung Beide Füße stehen parallel nebeneinander. Zu Anfang können Sie sich an einem Tisch festhalten.

Ausführung Die Fersen heben ab, bis das Gewicht komplett auf Zehenballen und Zehen liegt, dann senken sich die Fersen wieder ab. Wenn es nach einigen Wiederholungen in den Waden anstrengt, dann machen Sie die Übung richtig.

Nach zwei Wochen sollten Sie diese Übung machen können, ohne sich festzuhalten – das erfordert mehr Kraft und trainiert das Gleichgewicht.

Häufigkeit

- 3 × 10 Wiederholungen
- alle zwei Wochen um 2 Wiederholungen steigern

VARIANTE

Sie können die Ballerina auch auf einem Bein machen. Das strengt doppelt an, aber Sie können sicher sein, dass Sie die Wadenmuskeln auf beiden Seiten gleich stark trainieren.

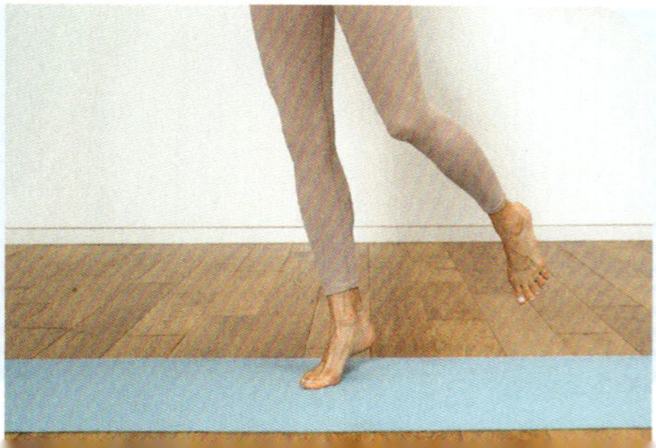

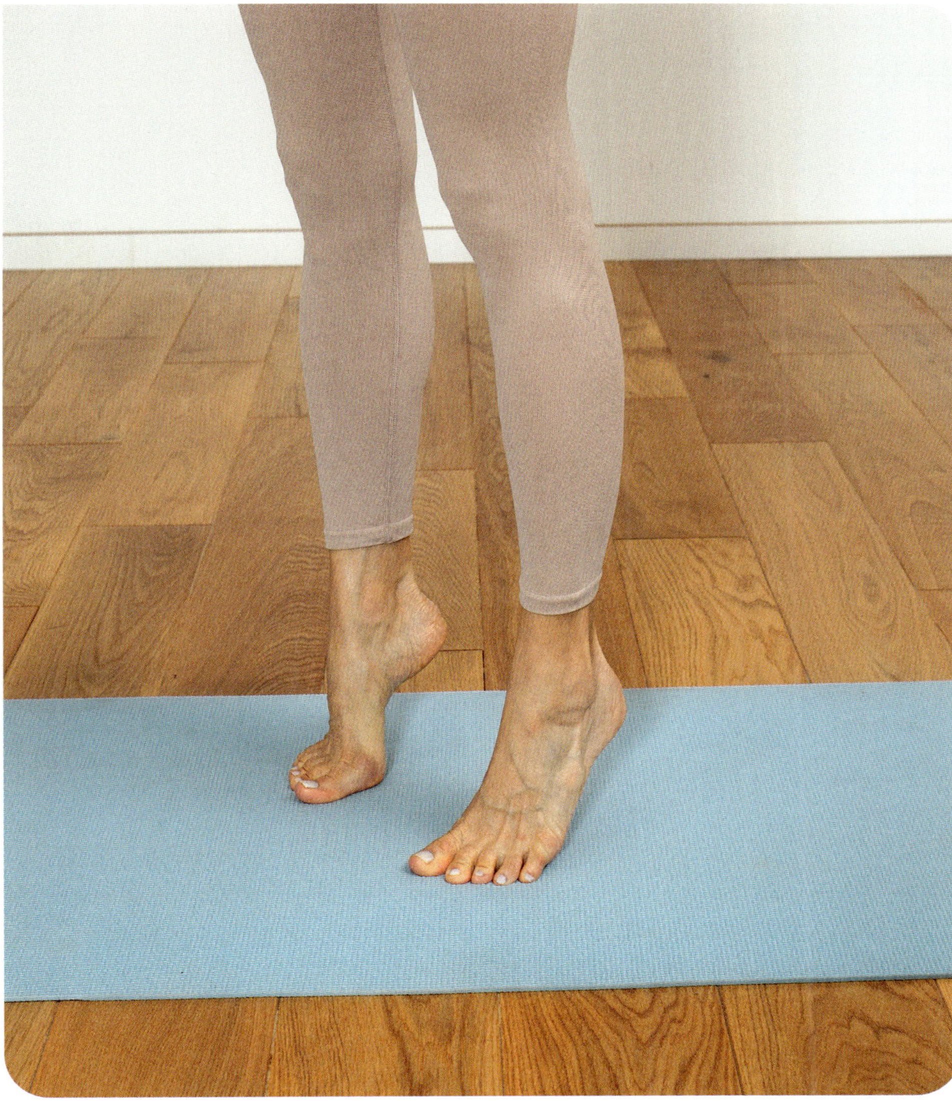

Im Stehen: Zehenheben – Kräftigung

» Ohne Schuhe können die Füße sich endlich in alle Richtungen bewegen. Jetzt werden die Zehen zu Gewichthebern ...

Darum geht es In zu engen Schuhen beginnen Füße sich immer kleiner zu machen. Das schwächste Glied, das sich am schnellsten an beengte Umstände anpassen will, sind die Zehengelenke. Das Ergebnis: Krallenzeh! Diese Zehenheberübung forciert die Gegenbewegung.

Ausgangsstellung Die Füße stehen parallel nebeneinander. Die zwei Kirschkernsäckchen liegen auf den Zehen und dem Vorfuß. Das Kirschkernsäckchen muss nicht warm sein – Wärme schadet aber auch nicht. Die Knie sind dabei leicht gebeugt und die Kniescheiben bleiben über den Zehen, ohne nach innen auszuweichen. Der gesamte Körper ist aufgerichtet, der Blick geht nach vorne und die Arme sind nach außen gedreht. ❶

Ausführung Sie bewegen jetzt die Zehen mit dem aufgelegten Säckchen gleichmäßig nach oben und senken sie dann wieder ab. Die Ferse und die Sohle bleiben dabei auf dem Boden. Alle Zehen sind gestreckt und gespreizt beim Abheben. ❷

Häufigkeit

- 3 × 10 Wiederholungen
- alle zwei Wochen um 2 Wiederholungen steigern

Tipp

Wenn Sie kein Kirschkernsäckchen haben oder es Ihnen zu groß erscheint, können Sie auch zwei Waschlappen mit Sand füllen und zutackern oder zunähen. Diese Konstruktion passt sich den Zehen besser an. Sand eignet sich allerdings schlecht zum Wärmen.

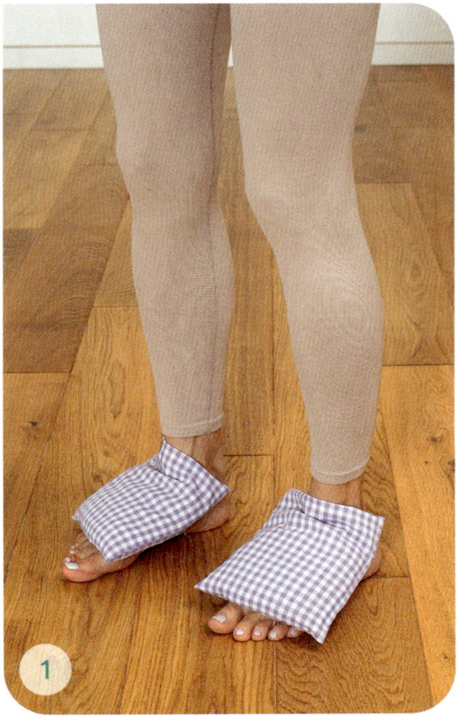
1

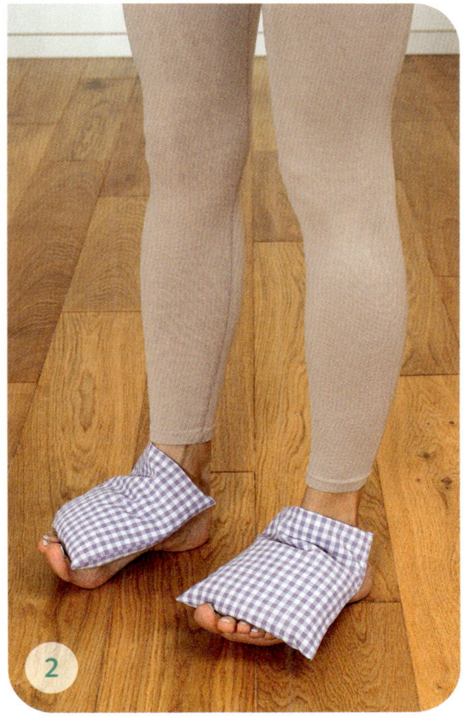
2

Im Stehen: Rollmops – Dehnung

» Durch Dehnen und Rollen zu geschmeidigen Zehen – für einen mobilen Fuß.

Darum geht es Nach so viel Anspannen, Strecken, Hochheben und Senken brauchen die oberen Fußmuskeln mal eine Pause vom Kräftigen. Diese Einroll-Dehnung hält den Fuß und seine obere Muskulatur beweglich. Immer wenn ein Bein allein eine Bewegung ausführt, trainiert das andere die Stabilität.

Ausgangsstellung Sie stellen sich auf ein Bein (Standbein). Das andere Bein (Spielbein) steht mit abgehobener Ferse daneben, das Knie ist dabei nach vorne gebeugt.

Ausführung Wie in der Einsteiger-Übung (Seite 52) beschrieben, rollt das Spielbein über die Zehen auf die Zehenoberseite, sodass der Fuß wie ein Bogen nach hinten c-förmig aufgestellt ist und die Zehenoberseite den Boden berührt. Dann halten Sie diese Position. Wer mit dem Gleichgewicht zu kämpfen hat, kann die Hände gegen eine Wand legen.

Achten Sie darauf, dass Sie kein Stützgewicht auf die umgeklappten Zehen bringen, sondern nur das Gewicht des Fußes auf den Zehen liegt. Sie sollten einen leichten Dehnschmerz auf dem oberen Vorfuß spüren. Dosieren Sie, indem Sie das Knie entweder leicht anheben oder das Gewicht leicht verringern.

Häufigkeit

- 3 × 10 Sekunden pro Seite
- bei jeder Pause die Beine, die Füße und die Zehen ausschütteln

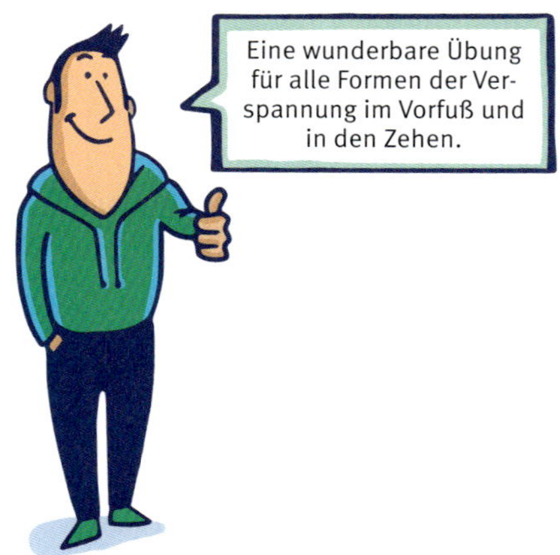
Eine wunderbare Übung für alle Formen der Verspannung im Vorfuß und in den Zehen.

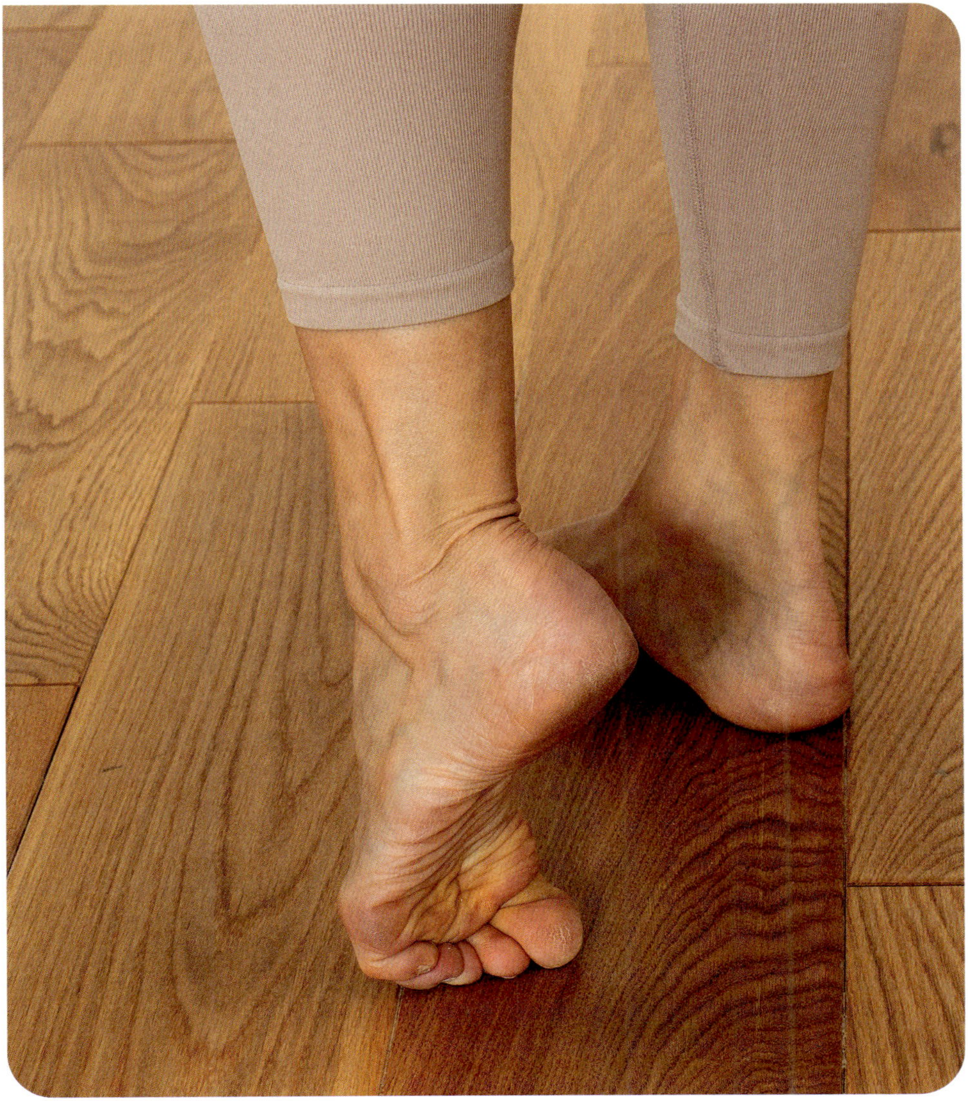

Im Stehen: Klavierspielen – Koordination

» Auch im Stehen kann man an den Finger- bzw. Zehenfertigkeiten arbeiten. Feinmotorik der besonderen Art.

Darum geht es Jede Zehe einzeln bewegen, das funktioniert bei uns nicht mehr so gut wie bei den Affen – aber differenziert den großen Zehen und den kleinen Zehen isoliert ansteuern, ohne die anderen zu bewegen, das kann geübt und trainiert werden. Genau wie bei der Einsteiger-Übung gilt: nicht sofort resignieren! Eventuell erfolgt am Anfang kaum eine isolierte Bewegung, dem mentalen Training folgt aber bald eine motorische Antwort. Bleiben Sie dran!

Ausgangsstellung Beide Füße stehen parallel nebeneinander. Den Großzeh kann man mit der Hand bei Bedarf (Hallux valgus) etwas nach außen positionieren. Das Fußgewölbe ist aktiviert. Die Knie sind leicht gebeugt und die Kniescheibe über den Zehen. Der Körper steht aufrecht.

Ausführung Es gibt zwei Bewegungsrichtungen, nach unten und zur Seite.

Zuerst werden nur die rechte und linke Großzehe gleichzeitig in den Boden gedrückt, kurz gehalten und dann wieder gelöst. ❶

Dann auf beiden Seiten nur die Zehen zwei bis vier nach unten drücken. Kurz halten und lösen. ❷

Danach nur die kleinen Zehen rechts und links nach unten drücken. Kurz halten und lösen. ❸

Jetzt spreizen Sie die großen Zehen von den anderen ab. Kurz halten und lösen. ❹

Danach die kleinen Zehen von den anderen abspreizen. Kurz halten und lösen.

Achten Sie darauf, dass die Ferse nicht abhebt oder die Knie nach innen ausweichen.

Häufigkeit

- 3 × 10 Wiederholungen für jede Bewegungsabfolge

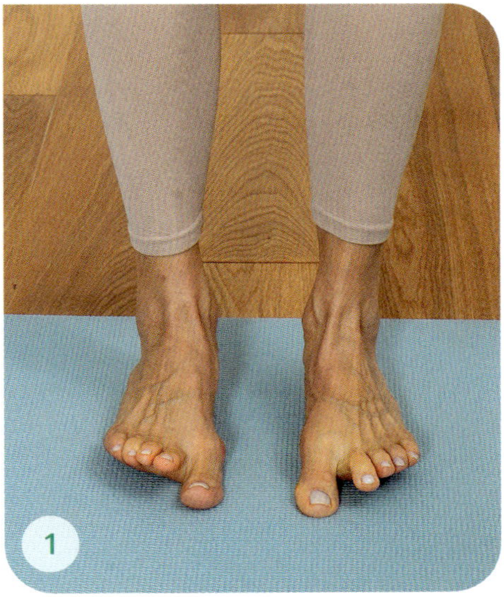
1

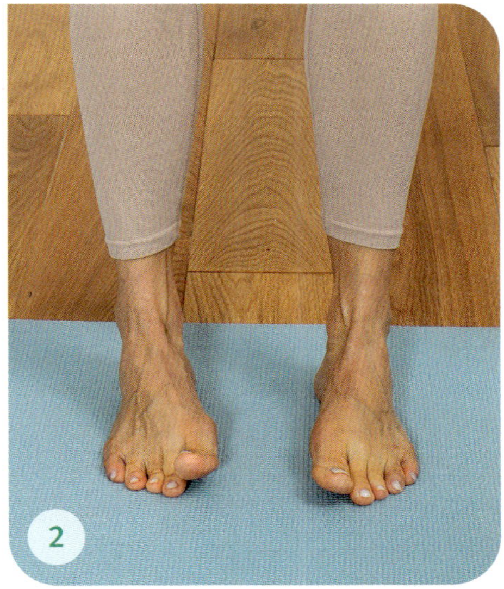
2

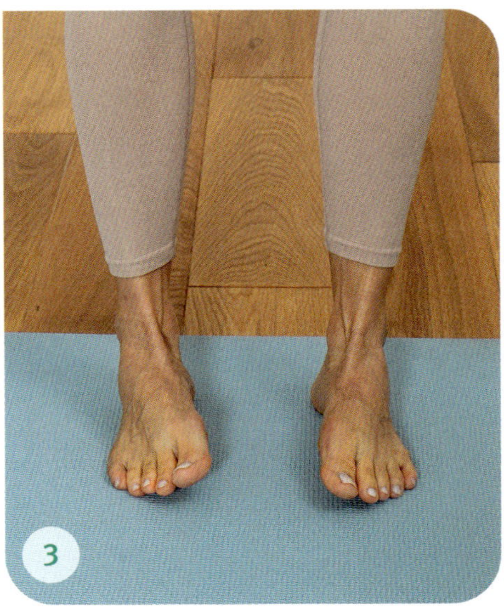
3

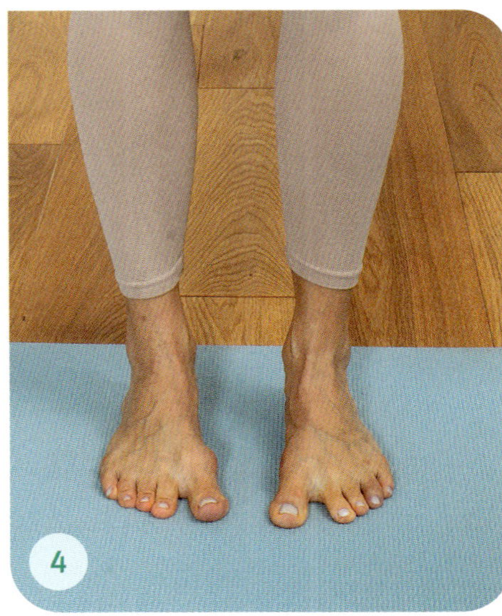
4

Im Stehen: Triple Stretch – Dehnung

» Aller guten Dinge sind drei – spüren Sie die tiefen Schichten Ihrer Muskulatur.

Darum geht es Ob Einsteiger oder Fortgeschrittene – die Muskeln müssen flexibel bleiben. Bei der hinteren Muskulatur gibt es, wie beim Einsteiger erklärt, drei Teile: die oberflächliche, äußere und die tiefe, innere Wadenmuskulatur sowie die Zehenbeuger. Folglich gibt es eine »3-Phasen-Dehnung«.

Ausgangsstellung Sie nehmen ein Bein nach vorne und stehen so für alle drei Phasen in Schrittstellung. Wer wackelt, hält sich an der Wand fest. 1

Ausführung In der ersten Phase drücken Sie beim hinteren Fuß die Ferse in den Boden, das Knie ist gestreckt und das Becken wird nach vorne geschoben. Es soll in der äußeren, oberen Wade und der Achillessehne ziehen. 2

In der zweiten Phase drücken Sie die Ferse wieder in den Boden, das Knie beugt sich über die Zehen, so weit wie es geht, ohne dass die Ferse abhebt, bis in der tiefen Wade eine Dehnung zu spüren ist. Die Spannung ist jetzt etwas weiter unten und tiefer zu spüren. 3

In der dritten Phase hebt die Ferse ab, das Knie geht fast bis zum Boden und das Gesäß nähert sich der Ferse. Wenn es in der Sohle und den Zehengrundgelenken zieht, ist die Dehnung an der richtigen Stelle angekommen. Wenn es sehr schmerzt in den Zehen, Grundgelenken und der Sohle, dann wieder etwas nach oben kommen und die Spannung reduzieren. 4

Häufigkeit

- 3 × 20 Sekunden jede Phase halten, dann die Seite wechseln

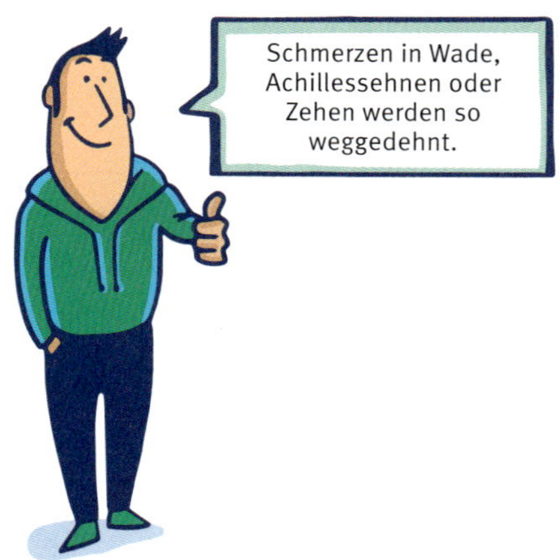

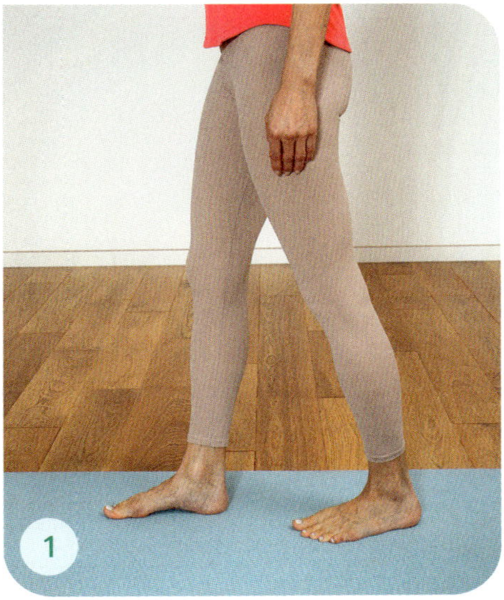
1

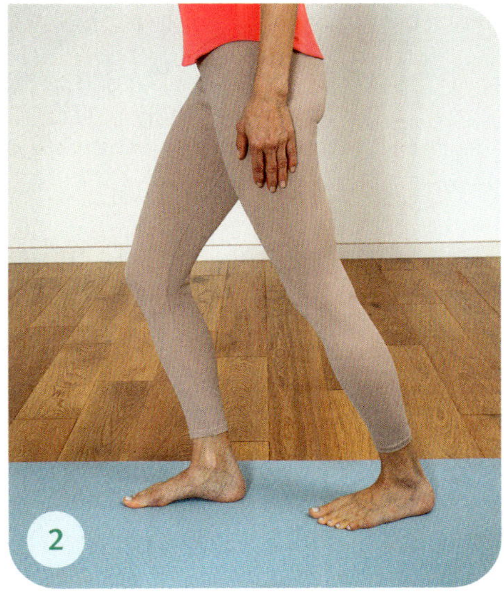
2

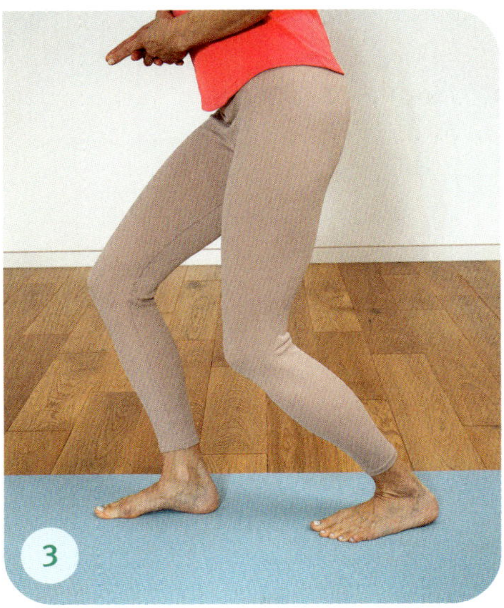
3

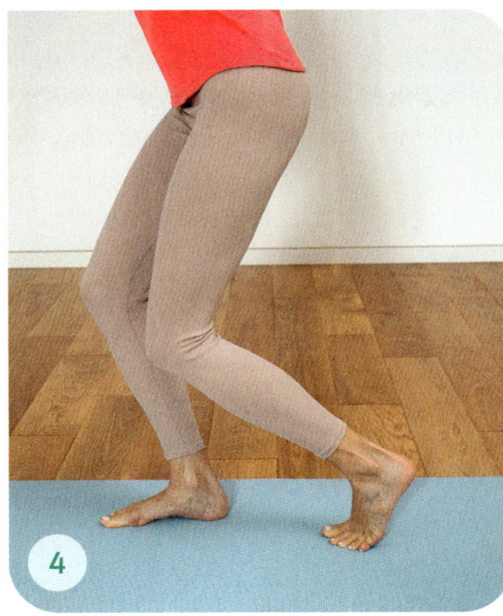
4

Im Stehen: Einbeinstand – Achsentraining

» Die einseitige Kniebeuge ist ein Balanceakt und ein Achsentrainer – anspruchsvoll wie ein Seiltanz.

Darum geht es Sie haben die Füße gekräftigt, das Fuß-Bridging trainiert und die Muskeln geschmeidig gedehnt. Jetzt kombinieren wir in einer Ganzkörperübung alle Fertigkeiten, die Gleichgewicht, Stabilität, Koordination und Kraft gleichermaßen fordert und die Gelenke in der physiologischen Achse hält. Der kleine Coach hält Sie in Balance.

Ausgangsstellung Sie stellen sich auf ein Bein, das andere heben Sie nach hinten im Knie angewinkelt ab. Bauen Sie das Gewölbe wie im Fuß-Bridging (Seite 24) erläutert auf. Denken Sie dabei an die drei Kontaktpunkte. Das Becken kippt nicht nach oben ab, sondern bildet zum Boden eine Parallele. Die Kniescheibe ist über dem zweiten Zeh positioniert. Sie stehen aufrecht und mit Blick nach vorne gerichtet. ❶

Ausführung Jetzt beugen Sie das Knie drei Zentimeter, während Sie die Linie von der Kniescheibe zum zweiten Zeh und die Spannung im Fußgewölbe beibehalten. Das Becken bleibt weiter stabil, der Körper aufrecht. Ihr Blick ist nach vorne gerichtet. Sie machen diese Kniebeuge wiederholt und bleiben in der Achse – und auf Achse. ❷

Häufigkeit

- 3 × 10 Wiederholungen
- alle zwei Wochen um 2 Wiederholungen steigern

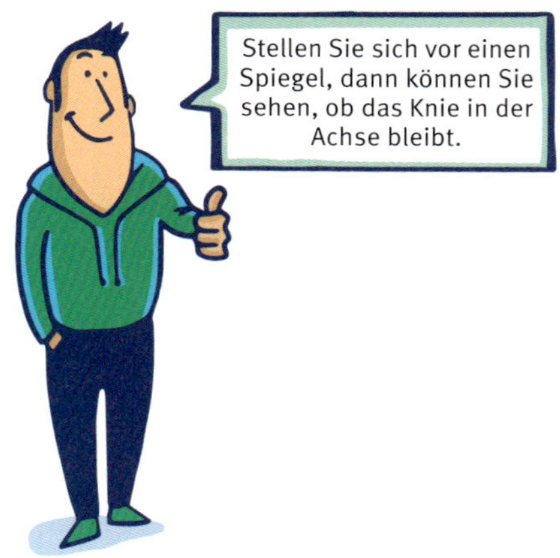
Stellen Sie sich vor einen Spiegel, dann können Sie sehen, ob das Knie in der Achse bleibt.

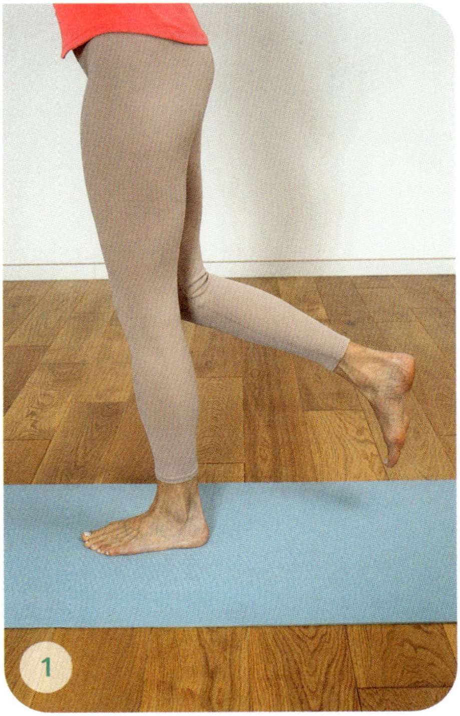
1

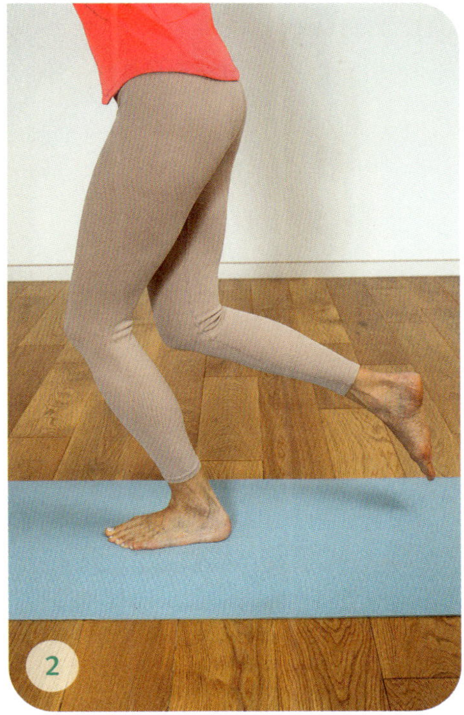
2

Im Stehen: Aerobic light – komplex

» Hand, Knie, Fuß überkreuzt auf schwammigem Untergrund – klingt merkwürdig, bringt aber Schwung ins Skelett.

Darum geht es Das Leben hat für uns nicht immer einen ebenen Weg. Die Füße müssen sich bei Unwegsamkeiten zurechtfinden und gleichzeitig fordern andere Bewegungen des Körpers Ihre Aufmerksamkeit. Der instabile Untergrund auf einem Kissen fordert ganz schön das Gleichgewicht und die Koordination heraus und die Bewegungsabfolge trainiert ordentlich die Ausdauer. Durch diese Überkreuzbewegungen aktivieren Sie dazu noch die rechte und linke Gehirnhälfte. Alles in der Dynamik zu kombinieren, macht aber nicht nur Mühe, sondern auch Spaß. Noch mehr, wenn Sie sich Musik mit flottem Rhythmus dazu anmachen.

> **Tipp**
>
> Wenn Sie mit den Überkreuzbewegungen schon genug herausgefordert sind, können Sie das Sofakissen auch erst nach vier Wochen unterlegen.

Ausgangsstellung Sie stehen mit dem rechten Fuß auf einem Sofakissen, das linke Bein ist dahinter abgestellt. ❶

Ausführung Sie führen das Knie des rechten Beines nach vorne oben und gleichzeitig den linken Ellbogen zum linken Knie, dann wieder den Weg zurück und erneut nach vorne. ❷

Nach einer Serie wechseln Sie die Seiten.

Häufigkeit

- 3 × 10 Wiederholungen
- alle zwei Wochen um 2 Wiederholungen steigern

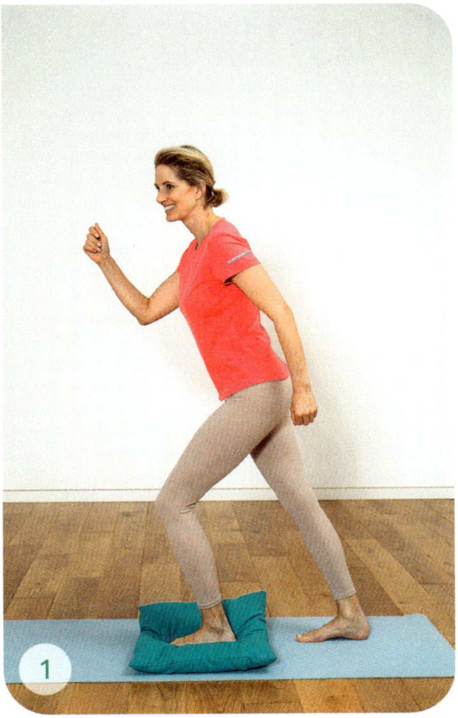
1

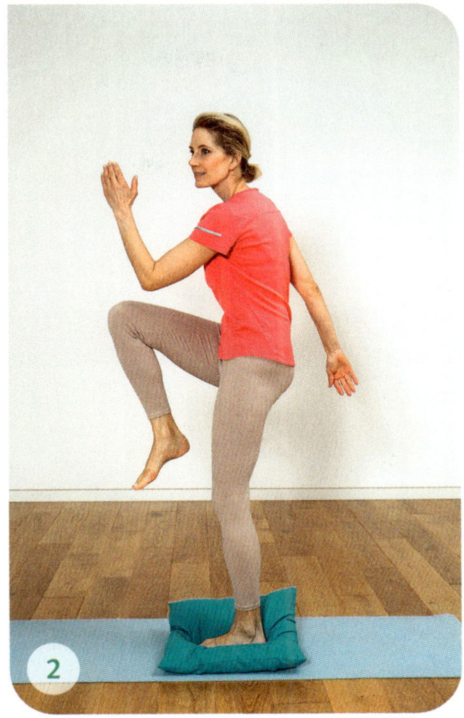
2

Übungsprogramm für Experten

Wow! Ihre AusGANGsposition für das Fußtraining ist auf einem guten Niveau. Jetzt steht die Fortbewegung im Vordergrund. Bringen Sie sich auf den Weg und in die Gänge!

Der kleine Coach zeigt Ihnen, wie Sie abwechslungsreich und anspruchsvoll für eine variable Verfügbarkeit trainieren.

Dass die Füße nicht nur am Körper dranhängen, sondern der Körper sich auch über ihnen aufbaut, das haben Sie nicht nur verstanden, sondern auch gespürt und geübt. Jetzt ist Zeit für mehr Dynamik. Lassen Sie uns im wahrsten Sinne des Wortes fortschreiten!

Das Übungsprogramm für Experten ist für alle geeignet, die bei der Auswertung des Tests die Punkte für diese Kategorie erreicht haben. Aber auch diejenigen, die das Programm für Fortgeschrittene bereits erfolgreich absolviert haben, können sich mit diesen Übungen jetzt gerne zum »Gehen« bringen. Die Übungen für Experten sind deutlich anspruchsvoller und kniffliger als die für Fortgeschrittene. Sie fordern Sie auf koordinativ-sportliche Weise. Perfekt für alle Menschen, die Spaß an der Bewegung haben.

Gehen verstehen

Das Gehen ist ein hochkomplexer Prozess. Und ein flexibler dazu. Ob wir bei einem Schritt nach vorne mit der Ferse zuerst aufsetzen, mit dem ganzen Fuß oder gar nur mit dem Vorfuß Kontakt zum Boden aufnehmen, ist abhängig von zig Faktoren wie Geschwindigkeit, Untergrund, Individualität oder Schuhwerk. Entscheidend ist: Wir sollten alles variabel zur Verfügung haben.

Beim Gehen passieren grundsätzlich immer zwei Dinge gleichzeitig. Ein Fuß hält Kontakt zum Boden (Standbein), der andere löst sich vom Boden, schwingt vor und setzt am Boden auf (Spielbein). Dann wird das Spielbein zum Standbein und umgekehrt. Dass hierzu das Zusammenspiel des ganzen Körpers notwendig ist, das Becken stabil bleibt, die Arme pendeln und der Fuß ständig in seiner Funktion switched, und das Ganze auch noch funktioniert, ist ein Wunder der Koordination. Erstaunlich, was Sie jeden Tag leisten, allein schon, wenn Sie zum Bäcker gehen.

Beim Gehen ist also wiederum der ganze Körper beteiligt. Wir aber konzentrieren uns auf die Füße. Wie schon erwähnt: Wer an den Füßen arbeitet, tut automatisch etwas für den ganzen Körper.

Die Grundvoraussetzungen im Fuß für ein physiologisches Gehen sind:

- die stabilisierte Fußachse
- die Abrollbewegung – auch über die Großzehe
- die Bogenspannung des Längsgewölbes
- die Balancefähigkeit und Körperstellungswahrnehmung (Propriozeption)
- die Beweglichkeit

Propriozeption (Tiefensensibilität)

Wir haben Sensoren in unseren Muskeln, Sehnen und Gelenken, die uns andauernd berichten, wie unser Körper steht und geht im Raum. Deshalb wissen wir auch mit geschlossenen Augen, ob wir gehen, stehen, sitzen oder liegen und wie unsere Körperteile angeordnet sind. Ist der Fuß schon im Lot, hilft das dem Restkörper also bereits ungemein, sich ordentlich zu »lagern«. Diese Eigenwahrnehmung lässt sich mannigfaltig gerade auch an den Füßen trainieren, z. B. durch Gleichgewichtsschulung, wechselnden Untergrund oder einfach, indem wir die Augen schließen. Viele Übungen können Sie also auch mit geschlossenen Augen probieren. Aber Vorsicht: Kippgefahr.

Schritt und Gleichgewicht

Wollen wir einen Schritt nach dem anderen tun, benötigen wir demnach vor allem einen guten Gleichgewichtssinn und jede Menge Gespür für uns selbst. Schauen wir uns die Details beim Laufen mal an: Wenn wir den rechten Fuß beim klassischen Schritt isoliert betrachten, können wir dies in mehrere Einzelsequenzen auflösen. Die rechte Ferse setzt auf dem Boden auf, dann sinkt der Vorfuß ab und die ganze Sohle bekommt Bodenkontakt. In dieser Phase ist der Fuß fest verankert, sodass sich der andere vom Boden lösen kann. Der rechte Fuß ist jetzt alleiniger Stabilisator, er hält das ganze Körpergewicht in Balance. Hat der linke Fuß wieder Kontakt zum Boden, rollt der rechte Fuß über die Großzehe ab, löst sich vom Untergrund und wird so zum Spielbein. Jetzt kann der rechte Fuß am linken Bein vorbei und nach vorne schwingen. In dieser Zeit ist der linke Fuß der Ankerfuß, bis der rechte vor dem Körper wieder die Ferse aufsetzt.

All das läuft normalerweise automatisch ab. Durch zu wenig Bewegung, falsches Schuhwerk und daraus resultierende Schmerzen verändert sich jedoch diese Bewegungsfolge – wir kommen tatsächlich aus dem Tritt. Das bleibt oft lange unbemerkt. Bis der Punkt kommt, an dem wir das Gehen wieder neu lernen müssen.

Bewegungsablauf des Fußes in Stand- und Spielbeinphase beim Gehen

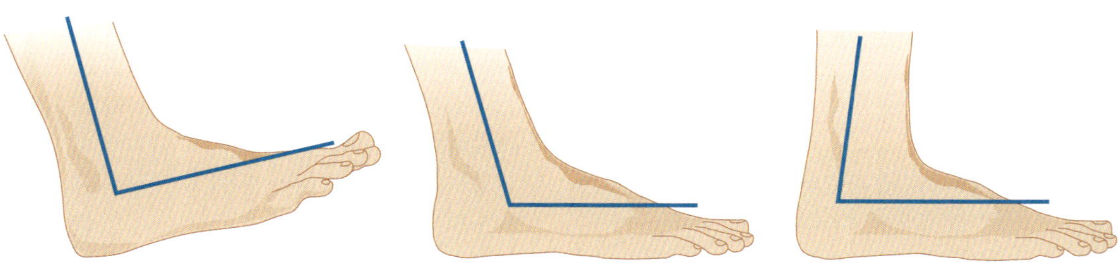

Hochschild J. Strukturen und Funktionen begreifen – Funktionelle Anatomie 2. 2. Aufl. Stuttgart: Thieme; 2012

Trainingsaufbau

Die Übungen für den Experten sind so konzipiert, dass Muskelkraft und Koordination in Kombination trainiert werden. Damit das funktioniert, ist der Gehprozess in den Trainingseinheiten verlangsamt und die Sequenzen sind isoliert herausgenommen. So kann der Ablauf langsam beobachtet und kontrolliert geübt werden. Gehen Sie drei- bis viermal die Woche 30 Minuten zum Training mit dem kleinen Coach, das hilft auch bei Sportarten wie Fußball oder Joggen und vermindert das Verletzungsrisiko!

Wie bei den Einsteiger- und Fortgeschrittenen-Programmen beginnen auch Sie mit warmen Füßen, aber von Anfang an wird Ihnen bei den Übungen heiß. Sie trainieren die Stabilität des Fußes im wahrsten Sinne des Wortes Schritt für Schritt – bis zum (Ab-)Sprung.

Um noch mehr Herausforderung für Gleichgewicht, Koordination und Kraft im Zusammenspiel zu bekommen, nehmen Sie gerne Übungen aus dem Kapitel »Für Fußakrobaten« (Seite 110) dazu.

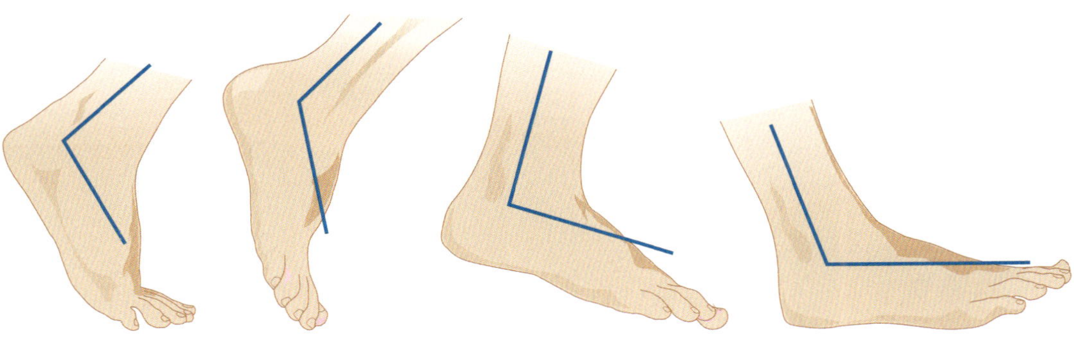

In Schrittstellung: Kirschkernknirschen – aufwärmen

» Auch bei der Experten-Abteilung gibt es ein warmes Hallo. Allerdings spüren wir jetzt nicht nur Wärme, sondern auch Bewegung.

Darum geht es Sie schreiten mit dem kleinen Coach gleich voran – ein Schritt für ein neues Bewusstsein. Lenken Sie Ihre Aufmerksamkeit vor allem auf den Fuß, der steht. Bewerten Sie diese Bewegung nicht, nehmen Sie nur wahr, was passiert. Oder vielmehr, dass etwas passiert. Das ist nämlich ganz schön viel.

Viel komplexer als Sitzen und Stehen ist das Gehen, im wahrsten Sinne des Wortes ein Fortschritt. Am Anfang erfordert es viel Übung, alle Bewegungseinheiten im Blick und im Bewusstsein zu halten. Diese Sequenz ist ein guter Einstieg für die Sensibilisierung.

Ausgangsstellung Die Füße stehen in Schrittstellung. Unter dem vorderen Fuß liegt ein warmes Kirschkernsäckchen (Standbein).

Ausführung Der hintere Fuß (Spielbein) hebt ab. ❶

Er macht einen Schritt an dem »Kirschkernfuß« vorbei.

Dann setzen Sie den Spielbeinfuß vorne auf dem Boden auf. ❷

Jetzt machen Sie mit dem gleichen Fuß wieder einen Schritt zurück.

Häufigkeit

- 3 × 10 Wiederholungen pro Seite

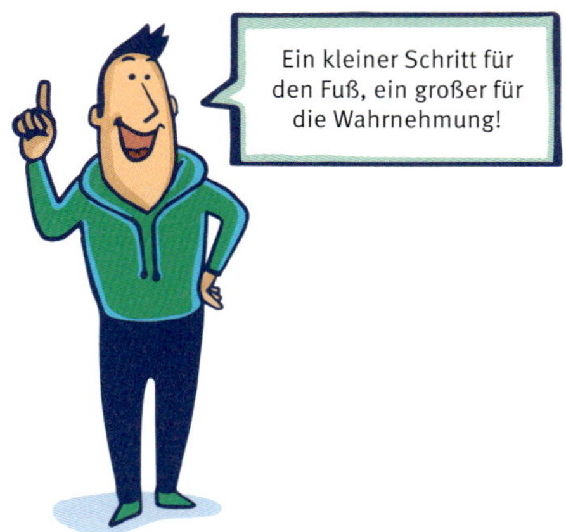
Ein kleiner Schritt für den Fuß, ein großer für die Wahrnehmung!

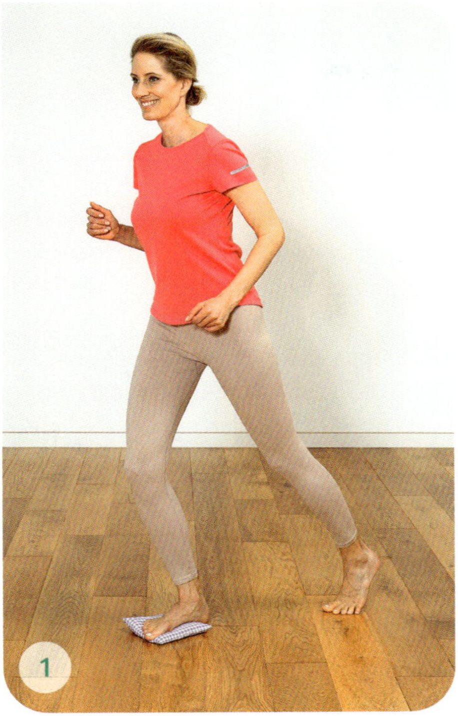

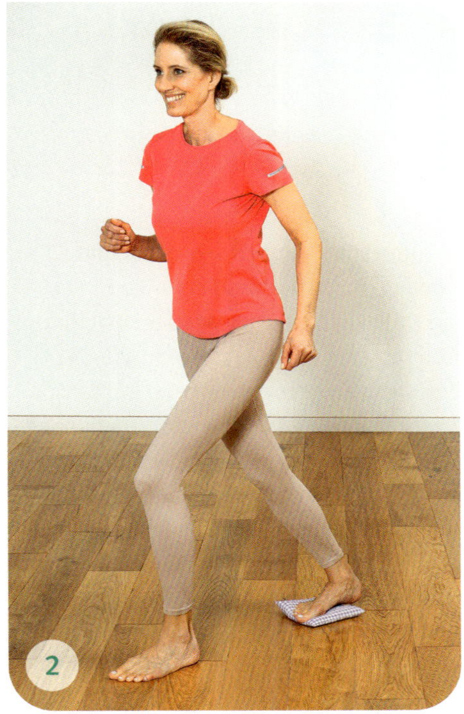

Im Einbeinstand: Kirschkernknirschen II – Gleichgewicht

» Jetzt wird es schon knackiger, im wahrsten Sinne des Wortes.

Darum geht es Der Einbeinstand auf unebenem Untergrund lässt Sie Ihr Gleichgewicht immer wieder suchen und finden. Spüren Sie genau hin, wie die Fußmuskeln arbeiten, um Sie in Position zu halten. Das ist Propriozeption pur. Ganz nebenbei wird die Durchblutung angeregt und die Sohlen bekommen jede Menge ungewohnte Informationen, die über die Nervenenden an die Zentralstelle Hirn weitergeleitet werden.

Ausgangsstellung Sie gehen in den Einbeinstand. Ein Fuß steht auf dem Kirschkernsäckchen, der andere ist nach hinten im Knie gebeugt abgehoben.

Ausführung Halten Sie das Gleichgewicht. Wenn das gut funktioniert, machen Sie kreisende Bewegungen mit dem Standfuß auf dem Kirschkernsack. Sie verlagern dabei das Gewicht des Fußes nach vorne, zur Seite, auf die Ferse, zur Fußinnenseite, immer weiter. Halten Sie die Arme ruhig zur Seite weg, das erleichtert es Ihnen, die Balance zu halten.

Häufigkeit

- 3 × 10 Sekunden pro Seite

Tipp

Wenn das Kreisen Sie am Anfang noch zu sehr von den Füßen holt, halten Sie sich die ersten zwei Wochen mit den kleinen Fingern an der Wand an.

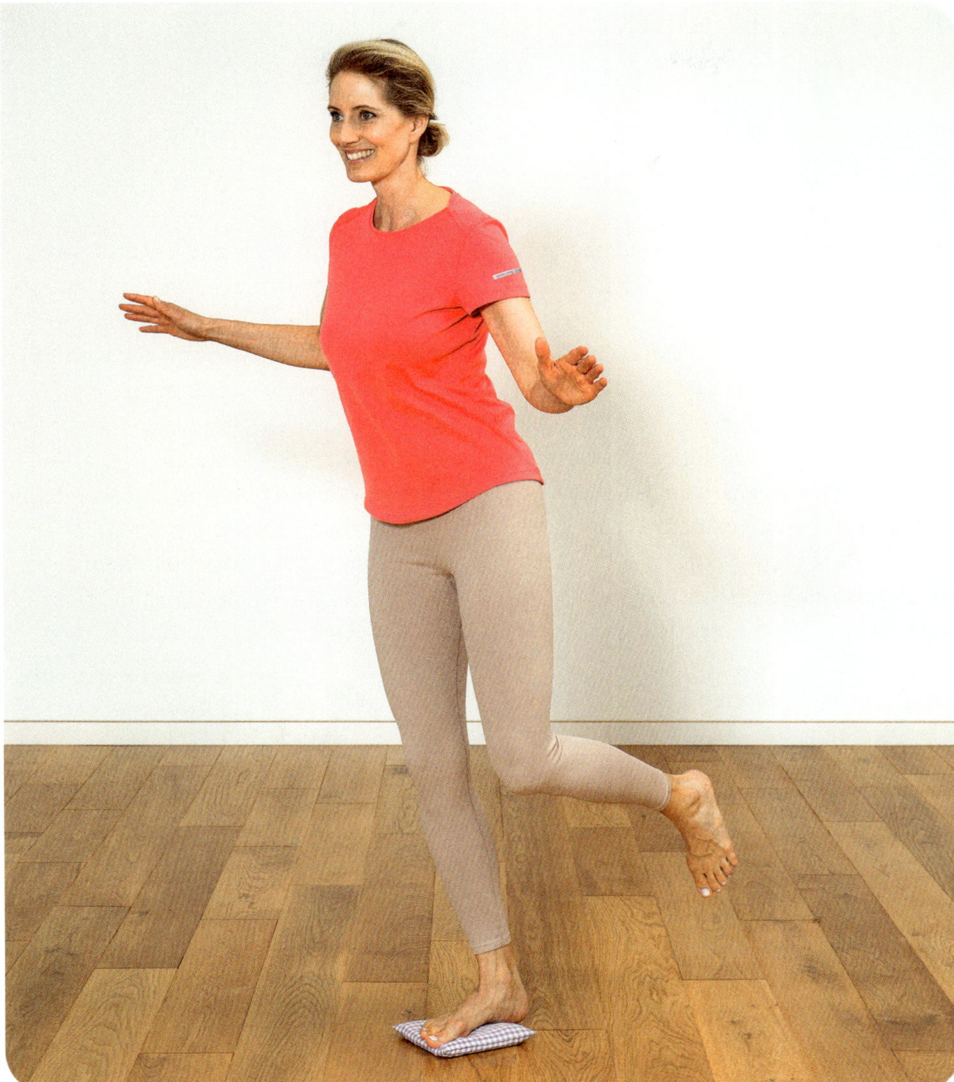

In Schrittstellung: Fuß-Bridging to go – Gewölbeaufbau

» Ein Schritt zur Königsdisziplin der Fußgymnastik. Auf dieses Gewölbe können Sie (auf-)bauen!

Darum geht es Sie haben das Fuß-Bridging schon geübt und können es gut halten. Aber jetzt müssen Sie in einer neuen Ausgangsstellung und während der Bewegungsabfolge alles im Blick behalten. In der Schrittstellung das Fußgewölbe zu aktivieren und dauerhaft im Bewusstsein zu behalten, gestaltet sich schon wesentlich schwieriger als im Stehen.

Im langsamen Tempo führt Sie der kleine Coach gezielt in die Aufrichtung.

Ausgangsstellung Beide Füße stehen in Schrittstellung. Der vordere Fuß baut das Längsgewölbe auf, die Kniescheibe ist über dem zweiten Zeh positioniert.

Ausführung Der hintere Fuß hebt mit der Ferse ab, rollt über die Außenkante des Fußes bis zum Großzehengrundgelenk. ❶

Dann hebt der Fuß ab, überholt das Standbein, die Ferse setzt kurz vorne auf ❷, bevor sie wieder einen Schritt nach hinten macht. Dabei rollt der Fuß auch beim Zurückgehen über die Großzehe ab.

Über die ganze Strecke hält der vordere Fuß seine Gewölbespannung.

Häufigkeit

- 3 × 10 Wiederholungen, dann wechseln Sie die Seite
- Sätze alle zwei Wochen erhöhen

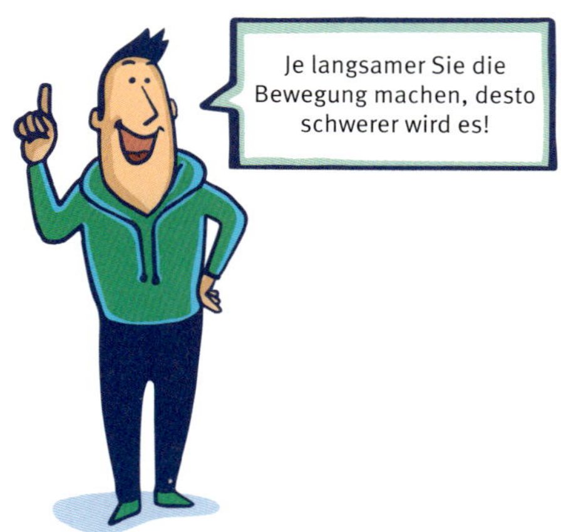
Je langsamer Sie die Bewegung machen, desto schwerer wird es!

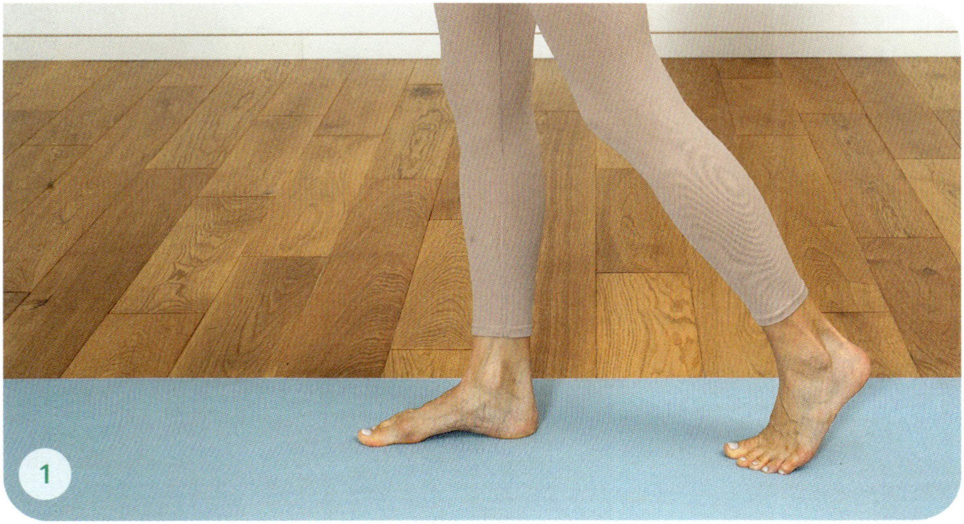
1

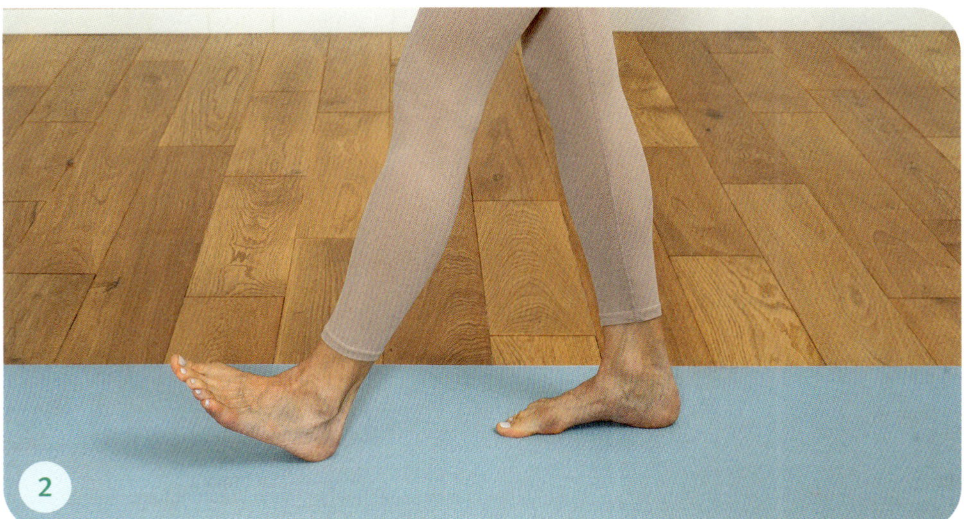
2

Auf der Treppe: Primaballerina – Kräftigung

» Das ist die Premiumübung bei schmerzhaften Achillessehnen – im Absinken liegt das Geheimnis.

Darum geht es Die gesunde Achillessehne lebt von sprunghaften und bremsenden Bewegungen. Wer beim Gehen und Laufen immer wieder ein Ziehen über der Ferse bis hin zur Mitte des Unterschenkels spürt, der ist bei dieser Übung gut aufgehoben und trainiert gleichzeitig die Wadenmuskulatur. Es ist die Königsübung bei Achillodynie.

Ausgangsstellung Die rechten und linken Zehenballen stehen auf einer Treppenkante, die Ferse ist frei in der Luft. Sie halten sich am Geländer fest. Die Füße sind hüftbreit aufgestellt.

Ausführung Senken Sie beide Fersen unter die Treppenkante ab. ❶

Dann kommen Sie wieder nach oben und drücken sich bis zu den Zehenspitzen hoch. ❷

Häufigkeit

- 3 × 10 Wiederholungen
- alle zwei Wochen um 2 Wiederholungen steigern

VARIANTE

Wenn der Zehenspitzenstand Ihnen hier aus dem Negativniveau Probleme bereitet, heben Sie die Ferse nur bis zur Treppenkante und senken sie wieder.

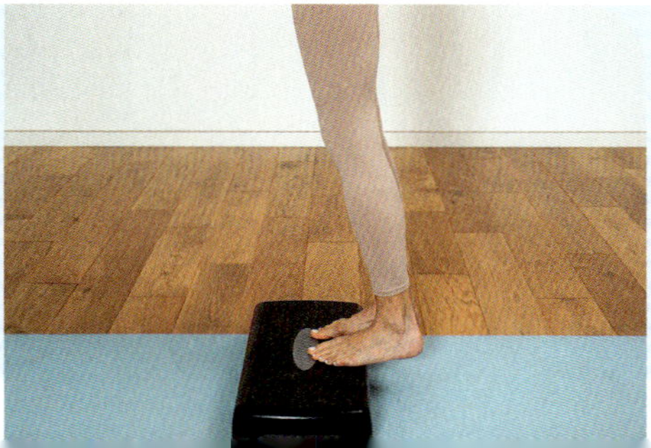

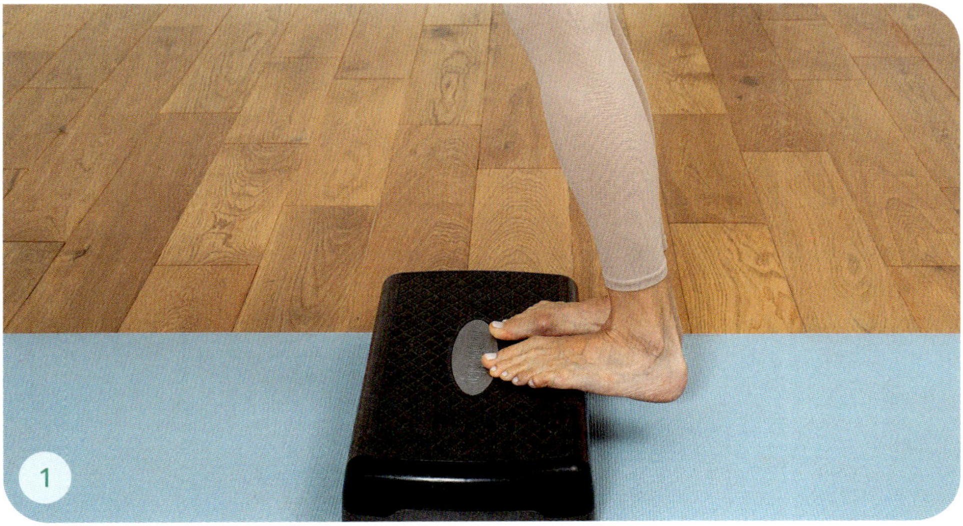
1

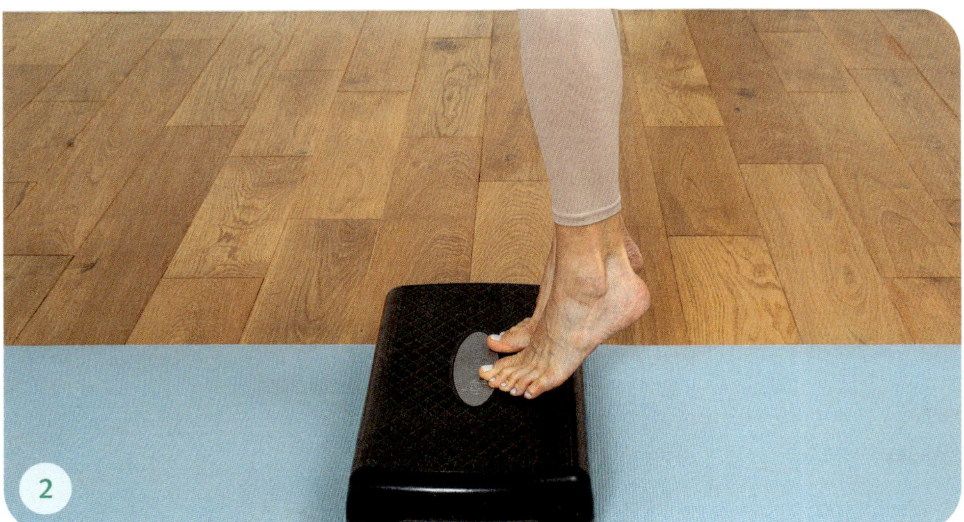
2

Im Einbeinstand: Klavierspielen to go – Koordination

» Einhändig Klavier spielen ist einfach, einfüßig dagegen ist es wesentlich schwieriger. Üben Sie Ihre Fußpartitur.

Darum geht es Schon mit beiden Beinen ist es eine Herausforderung, aber im Einbeinstand ist das Zehen-Klavierspiel eine Übung für echte Könner. Sie schulen die Koordination Ihrer Zehen, kräftigen die kleinen Muskeln und halten den ganzen Körper im Gleichgewicht. Seien Sie bei dieser Übung nicht zu streng mit sich. Nach zwei Wochen fällt sie leichter.

Ausgangsstellung Stellen Sie sich auf einen Fuß, der andere ist abgehoben. Den Großzehen kann man mit der Hand bei Bedarf (Hallux valgus) etwas nach außen positionieren. Das Fußgewölbe ist aktiviert. Das Knie ist leicht gebeugt und die Kniescheibe über den Zehen. Der Körper steht aufrecht.

Ausführung Wie in der Fortgeschrittenen-Übung (Seite 78) gibt es zwei Bewegungsrichtungen, die Zehenbeugung und die Zehenabspreizung am Standbein-Fuß. Zuerst wird die Großzehe plan nach unten gedrückt. Kurz halten, dann lösen.

Dann drücken Sie die Zehen zwei bis fünf in den Boden. Kurz halten, dann lösen. ❶

Danach den kleinen Zeh isoliert nach unten drücken. Kurz halten, dann lösen. ❷

Während die jeweiligen Zehen aktiviert sind, können die restlichen Zehen ruhig nach oben abheben. Achten Sie darauf, dass Sie bei dieser Übung nicht krallen!

Häufigkeit

- 3 × 10 Wiederholungen
- alle zwei Wochen um 2 Wiederholungen steigern

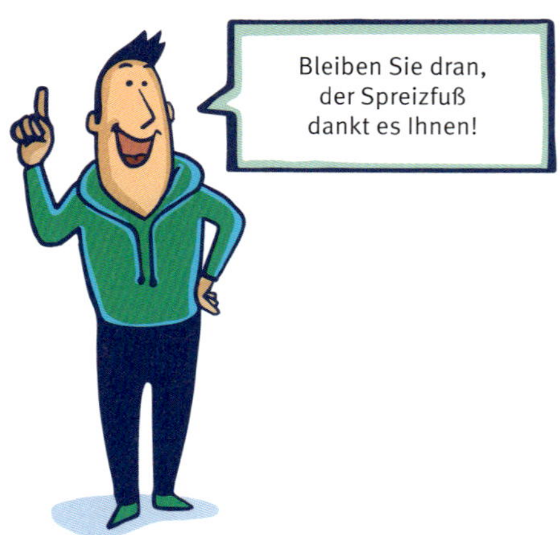

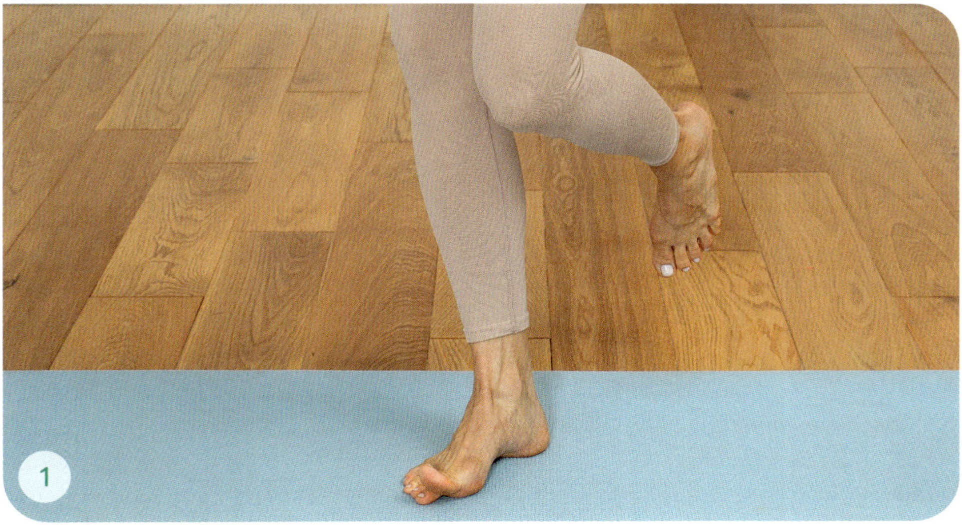

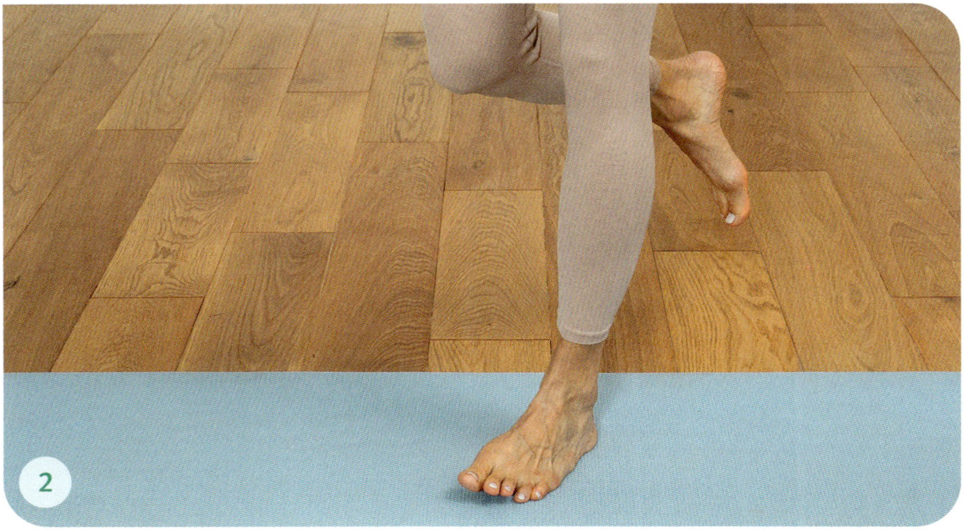

Im Bärenstand: Stretch-Quartett – Dehnung

» Diese Dehnung ist sehr exotisch und nur für Dehnkünstler. Wer es lieber klassisch mag, kann auf die Fortgeschrittenen-Dehnung ausweichen, den Triple Stretch (Seite 80).

Darum geht es Hier kommt eine Dehnabfolge, die an Yoga-Übungen angelehnt ist. Diese Abfolge setzt sich aus vier Phasen zusammen. Atmen nicht vergessen! Am besten in den Dehnschmerz hinein. Auf jeden Fall ist diese Abfolge der Favorit bei Achillessehnenentzündungen, Hammerzeh und Bewegungseinschränkungen.

Ausgangsstellung Sie sind im Bärenstand, das heißt, Hände und Füße sind auf dem Boden, die Ellbogen sind gestreckt, die Knie sind leicht gebeugt, die Fußsohlen stehen plan auf dem Boden, das Gesäß strecken Sie zur Decke hin. Die Knie sind über der Fußachse, also über dem zweiten Zeh.

Ausführung In der ersten Phase beugen Sie die Knie, soweit es geht, ohne dass die Fersen abheben oder das Knie nach innen ausweicht. Wenn es in der Tiefe der hinteren Unterschenkelmuskulatur und der Achillessehne zieht, machen Sie es genau richtig. ❶

In der zweiten Phase wandern Sie mit den Händen nach vorne und strecken die Knie. Die Ferse bleibt auf dem Boden. Wenn es jetzt in der Achillessehne und Wadenmuskulatur zieht, ist das richtig. ❷

In der dritten Phase rollen Sie auf die Zehen, indem Sie die Knie beugen und sich mit dem Gesäß auf die Fersen setzen. Diese Position halten Sie. Jetzt werden die Sohle und die Sohlenseite der Zehen gedehnt. ❸

In der vierten Phase legen Sie die Fußoberseiten flach auf den Boden. Das Gesäß bleibt auf den Fersen, während der Oberkörper sich über die Oberschenkel legt. Die Arme sind nach vorne gestreckt. ❹

Häufigkeit

- jede Phase 10 Sekunden halten
- 3 Wiederholungen pro Phase

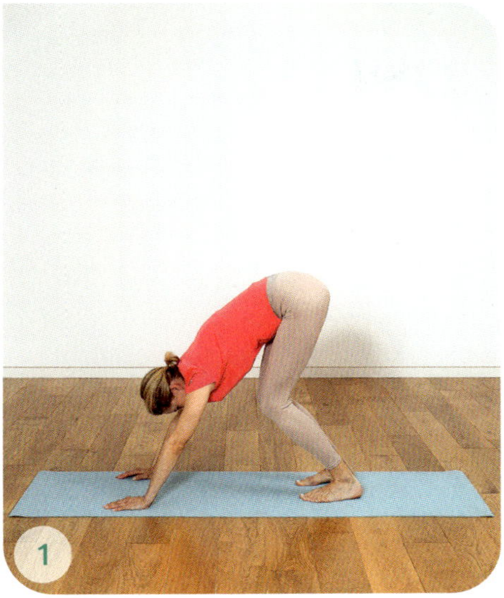
1

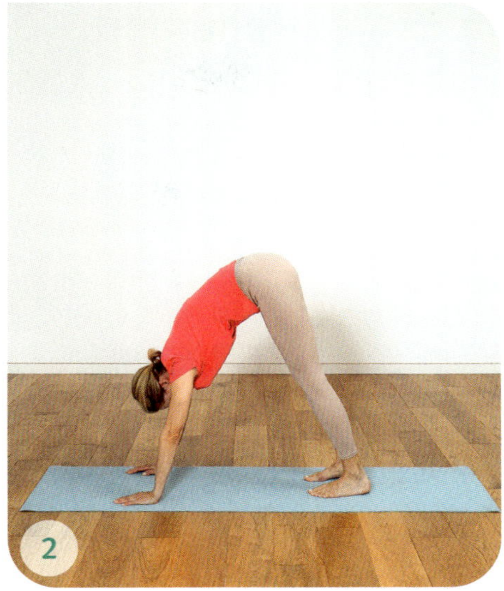
2

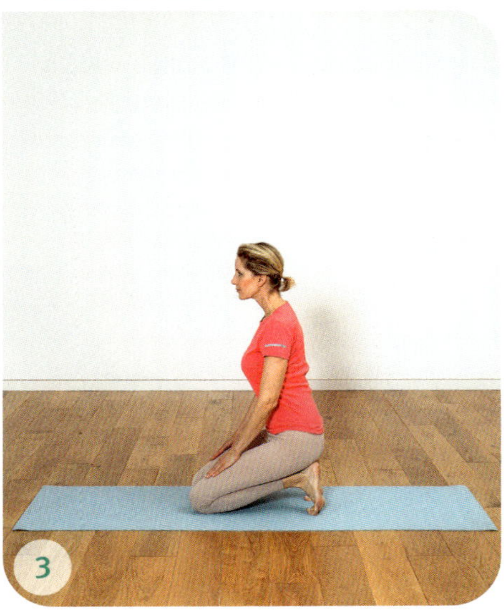
3

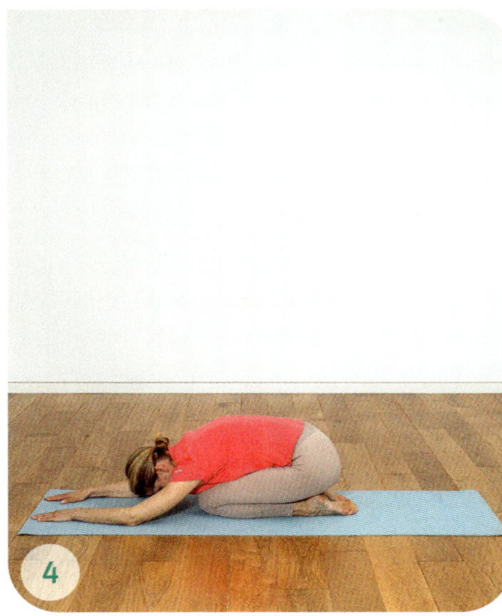
4

In Schrittstellung: Schrittdämpfung – komplex

» Ein Fuß muss abfedern können – sonst geht der Aufprall ungebremst bis unter die Schädeldecke.

Darum geht es Setzt der Fuß beim Gehen auf, muss er, um die Bewegung kontrolliert weiterführen zu können, den Schwung etwas rausnehmen und den Bodenkontakt dämpfen. In dieser Übung wird dies ganz langsam und kontrolliert geübt – später kann das Tempo auch erhöht werden.

Ausgangsstellung Beide Füße stehen hüftbreit nebeneinander. Die Knie sind leicht gebeugt und Sie stehen aufrecht. ①

Ausführung Mit einem Bein machen Sie einen großen Schritt nach vorne. Dabei kommen Sie zuerst mit der Ferse auf. Dann verlagern Sie das Gewicht auf den ganzen Fuß, das Knie ist gebeugt über dem zweiten Zeh und das Gewölbe aufgebaut. Kurz halten, bis Sie die Kontaktpunkte Großzehballen, Kleinzehenballen und Ferse spüren, und stabilisieren. ②

Der hintere Fuß hebt bei einem Ausfallschritt automatisch mit der Ferse ab und rollt auf die Zehenballen.

Danach machen Sie den Schritt wieder zurück, indem Sie sich mit dem ganzen vorderen Fuß abstoßen und stellen beide Beine wieder nebeneinander ab.

Häufigkeit

- 3 × 10 Wiederholungen pro Seite

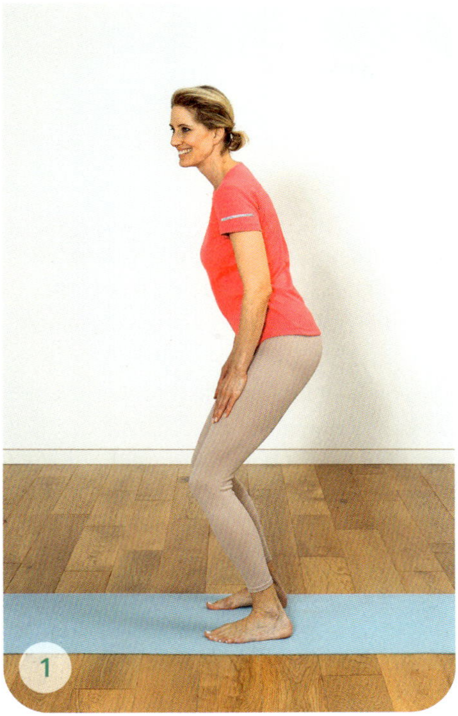
1

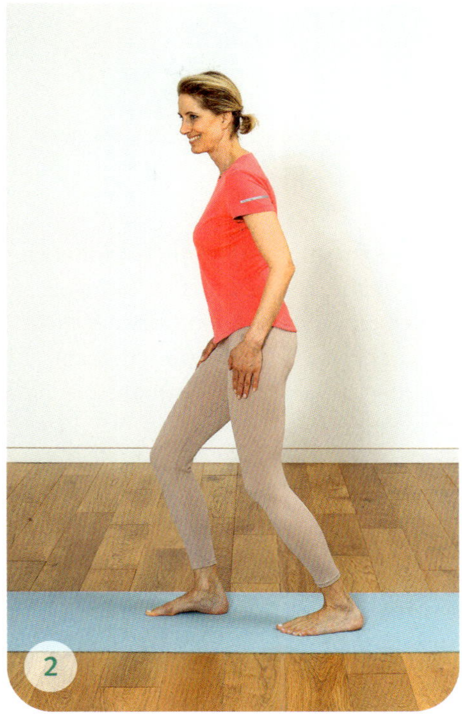
2

Im Stehen: Jump! – Sprungkraft

» Füße können auch sprunghaft sein, doch das will trainiert werden.

Darum geht es Natürlich dürfen wir auch sprunghafte Wesen sein. Das Springen sollten unsere Füße beherrschen – auch wenn es unter dem Schreibtisch nicht gefordert wird. Die Fußgesundheit lechzt aber danach!

Die Füße stoßen sich bei dieser Übung kraftvoll ab und dämpfen dann wieder die Landung mit der Bogenfunktion der Fußgewölbekonstruktion. Sprünge fordern einem sowohl Kraft als auch Koordination ab. Sie kontrolliert auszuführen und gut abgedämpft aufzufangen, hebt Sie in die Meisterklasse. Der kleine Coach zeigt Ihnen, wie!

Ausgangsstellung Beide Füße stehen mehr als hüftbreit nebeneinander. Sie federn leicht nach oben und unten, die Knie sind gestreckt. ❶

Ausführung Sie beugen beide Beine ❷ und stoßen sich vom Boden nach oben ab (springen). ❸ Dann landen Sie so kontrolliert und leise wie möglich. ❹ Gleichzeitig federn Sie mit einer Kniebeugung ab und aktivieren sofort bei Fersenkontakt das Fuß-Bridging. Sie halten diese Position mit leicht gebeugten Knien so lange, bis sie deutlich und kontrolliert die drei Kontaktpunkte der Füße auf dem Boden spüren.

Häufigkeit

- 3 × 10 Wiederholungen
- alle zwei Wochen um 2 Wiederholungen steigern

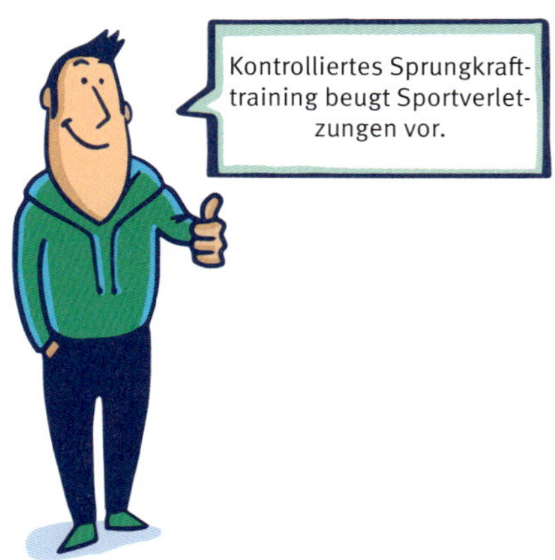

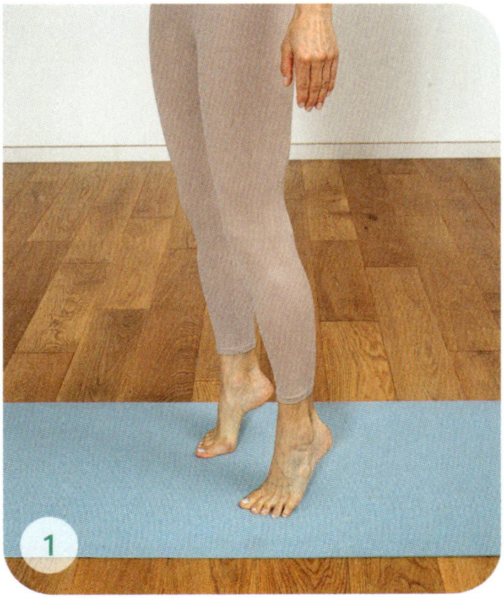
1

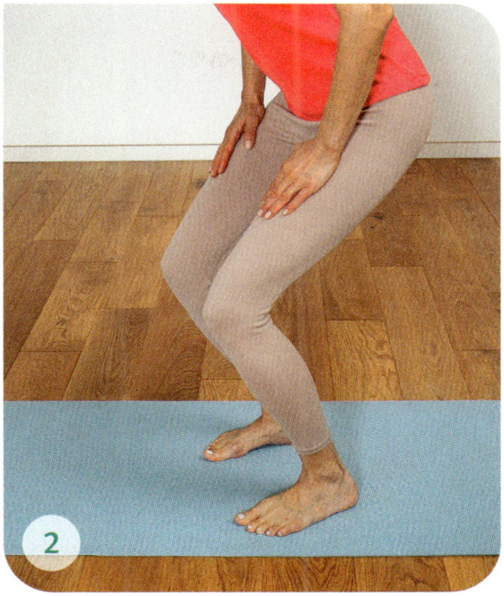
2

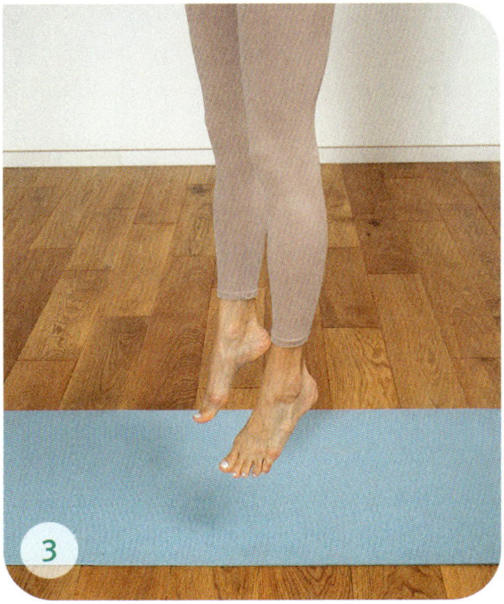
3

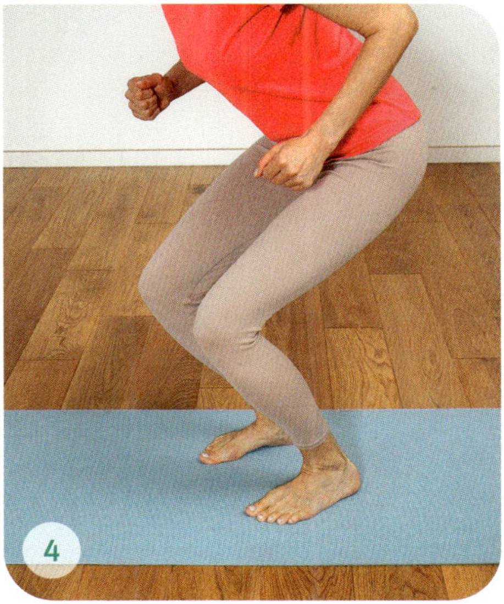
4

Im Stehen: Standwaage – Gleichgewicht

» Wieder entdeckt und zu neuer Popularität gekommen – diese Übung ist anspruchsvoll, effektiv und hat eine lange Tradition!

Darum geht es Schon Turnvater Jahn wusste, dass sie unzählige Muskeln aktiviert, das Gleichgewicht schult und ein exquisites Achsentraining sowie eine Prophylaxe gegen Sportverletzungen ist. Die Standwaage ist ein Alleskönner für Experten! Am Anfang kämpft man noch mit dem Gleichgewicht, am Ende mit der Kraft.

Ausgangsstellung Stellen Sie sich auf ein Bein und beugen Sie es leicht. Bringen Sie Ihre Schulterblätter nach hinten unten und spannen Sie Bauch und Fuß gleichermaßen an.

Ausführung Sie beugen den Oberkörper langsam nach vorne, während sich Ihr Spielbein nach hinten oben bewegt. ❶ Sie sind an der Endposition angekommen, wenn Oberkörper und Bein eine waagrechte Linie bilden und diese Linie parallel zum Boden verläuft. Die Arme sind wie Flügel auf Schulterhöhe an den Seiten ausgestreckt. ❷

Jetzt bauen Sie an Ihrem Standbein das Fußgewölbe auf und machen mit dem Knie eine kleine Kniebeuge von 3 Zentimetern. Dabei bleibt das Knie in der Achse und das Fußgewölbe wird aktiviert.

Häufigkeit

- 3 × 5 Wiederholungen pro Seite
- nach zwei Wochen um 10 Wiederholungen steigern

VARIANTE

Wenn Sie die Waagrechte parallel zum Boden nicht schaffen, halten Sie Oberkörper und Bein im 45-Grad-Winkel waagerecht zum Boden. In der dritten Woche überprüfen Sie dann, ob Sie schon weiter kommen.

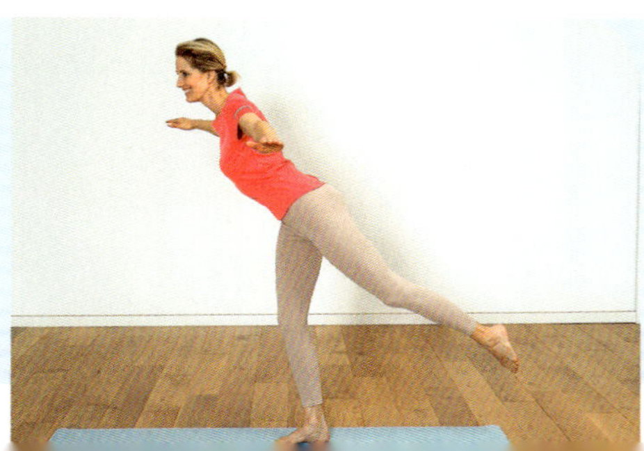

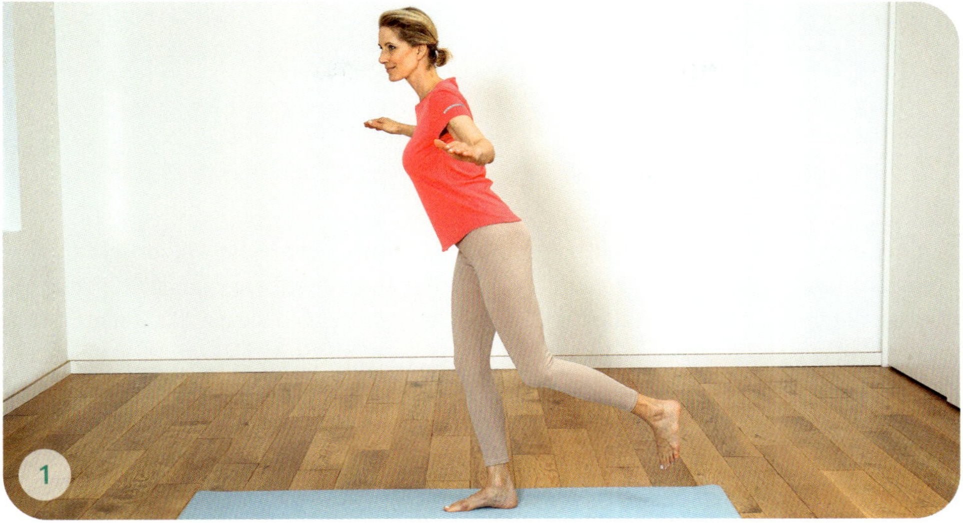
1

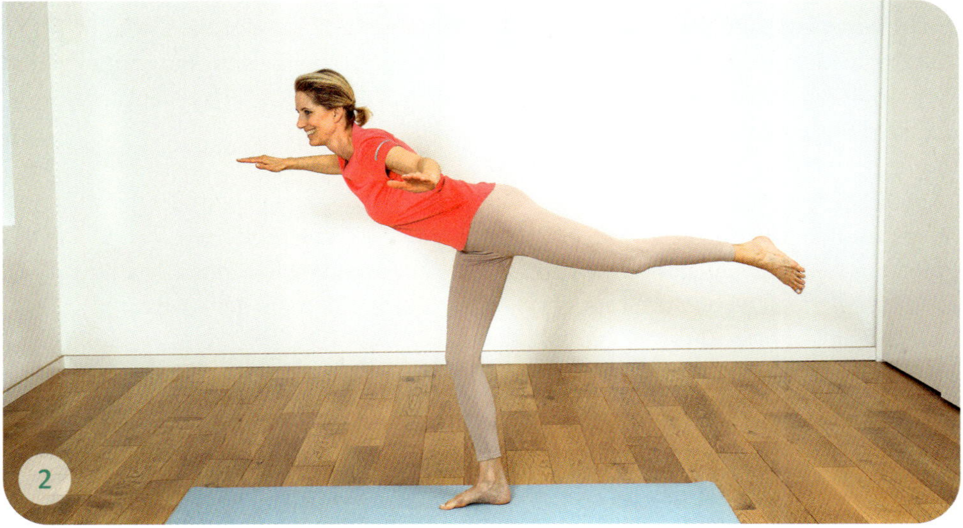
2

Auf der Treppe: Aerobic mit Hand und Fuß – komplex

» Der kleine Coach rundet die Einheit mit einer Vielkomponenten-Übung ab.

Darum geht es Eine kraftvolle Abdruckbewegung des Fußes, die eine Höhe überwindet und zur Hüftbeugung führt, während eine Überkreuzbewegung die Kommunikation von rechter und linker Gehirnhälfte aktiviert – ganz zu schweigen von der Ausdauer, die diese Übung abverlangt. Vor allem die Waden- und Zehenmuskulatur leiten hier die Bewegung ein. Durch den mit der Hand initiierten Widerstand am Beugeknie werden durch eine Muskelkettenanspannung die Fußstabilisatoren des Standfußes speziell aktiviert. Flotte Musik hilft bei dieser Übung.

Ausgangsstellung Sie stehen vor der untersten Treppenstufe. Der rechte Fuß steht komplett auf der ersten Stufe, der linke Fuß steht unten. ❶

Ausführung Der rechte Fuß drückt sich über eine Abrollbewegung vom Boden ab. Das Knie beugen Sie zum Bauch hin.

Die linke Hand greift gleichzeitig über das rechte Knie und gibt hier für 3 Sekunden einen Widerstand nach außen. Das rechte Bein drückt gegen die Hand. Das linke Bein stabilisiert gleichzeitig den linken Fuß und das Becken. ❷

Dann kehrt der Fuß zur Ausgangsstellung zurück und drückt sich erneut schwungvoll vom Boden ab.

Häufigkeit

- 3 × 10 Wiederholungen
- alle zwei Wochen einen Satz hinzufügen, also dann 4 × 10 usw.

VARIANTE

Wem das Übergreifen mit der Hand und der Widerstand am Knie zu viel ist, kann die Bewegung ohne Widerstand wie in der Aerobic-Übung (Seite 84) machen. Nehmen Sie aber statt des Kissens die Treppenstufe.

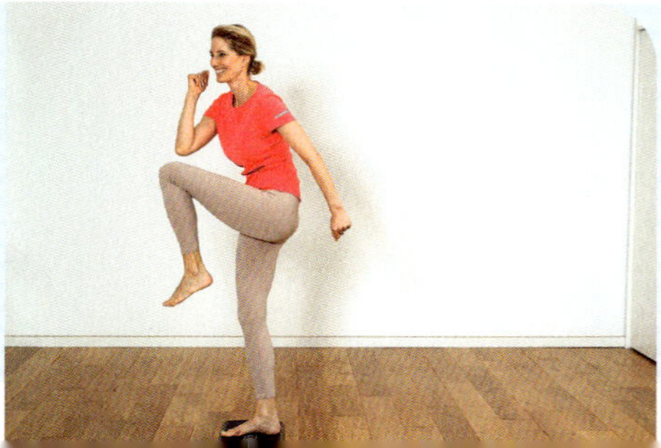

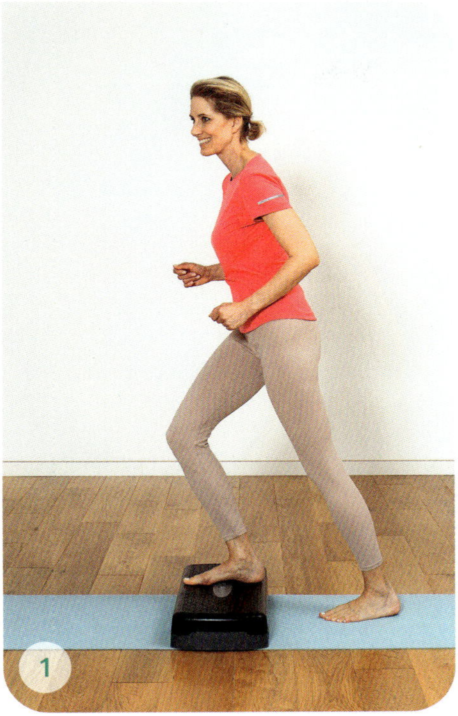

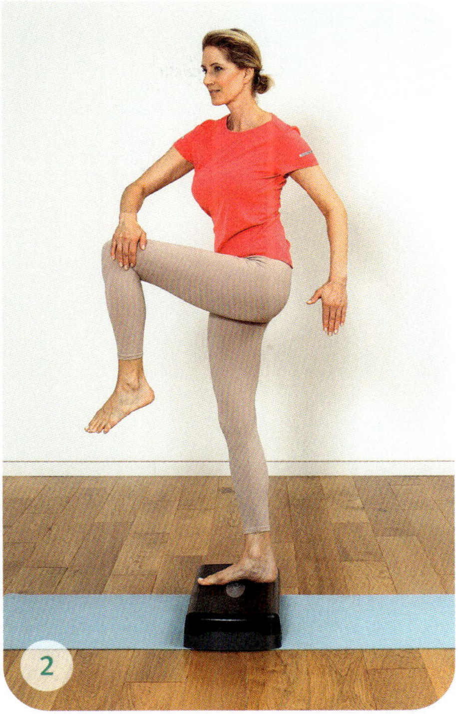

Für Fußakrobaten – Spiel, Spaß und Sport

Gymnastik ist schön und zielorientiert. Früher oder später verlangt es manchen nach mehr Spannung, damit man länger durchhält. Eine Auswahl an Sportarten und Sportgeräten stellt der kleine Coach vor.

Yoga

Sehr viele Übungen aus dem Yoga eignen sich hervorragend, Gleichgewicht und Kraft zu trainieren, aber auch die Füße zu dehnen. Eine der bekanntesten Übungen ist der »Baum«.

Ausführung Sie stellen sich gleichmäßig auf beide Beine. Dann verlagern Sie das Gewicht auf einen Fuß und lösen den anderen vom Boden ab. Wandern Sie jetzt mit dem frei schwebenden Fuß an der Innenseite des Standbeins nach oben. Platzieren Sie ihn (mit den Händen) oberhalb des Knies. Jetzt drücken Sie den Fuß gegen den Oberschenkel und spannen das Gesäß an. Danach legen Sie auf Höhe des Brustkorbs die Handflächen aufeinander und führen diese gemeinsam über den Kopf. Die Schulterblätter bleiben dabei nach hinten unten angespannt. (1)

Nehmen Sie drei tiefe Atemzüge, bevor Sie die Haltung wieder auflösen.

Wer dauerhaft mit Yogaübungen seine Füße auf Vordermann bringen will, aber noch nie Yoga gemacht hat, sollte sich ein Bewegungsprogramm von Versierten zusammenstellen lassen. Yoga bietet außerdem in vielen anderen Bereichen wie zum Beispiel Stresslösung oder Verinnerlichung einen Mehrgewinn.

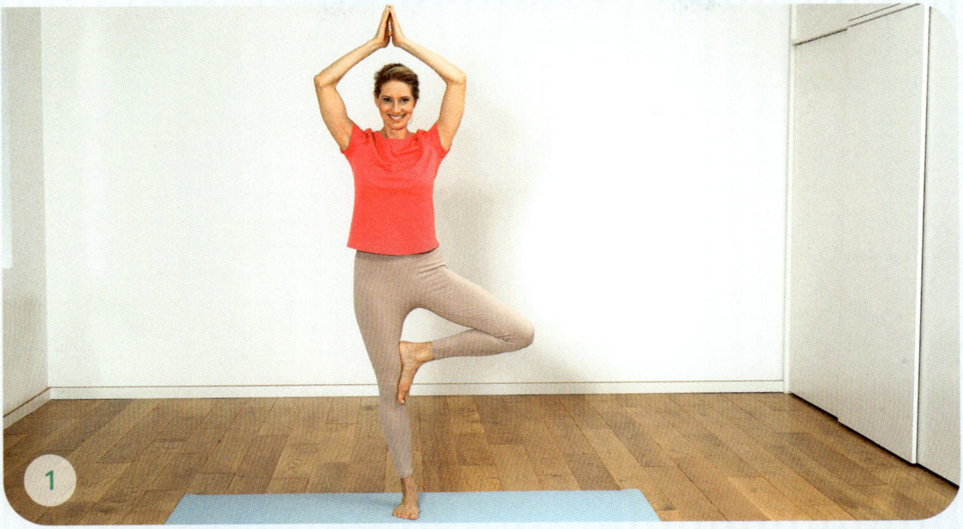

Slackline

Slacken ist eine Trendsportart, bei der man auf einem Kunstfaserband oder Gurtband balanciert, das zwischen zwei Befestigungspunkten (bei therapeutischen Zwecken zirka 30 Zentimeter) über dem Boden gespannt ist. Dieses Band heißt Slackline.

Das Slackline-Training ist das Fußmuskulatur- und Gleichgewichtstraining schlechthin, sollte aber für Ungeübte vor allem mit einem Sporttherapeuten ausgeführt werden. In »geschütztem« Rahmen ist der Boden mit Matten ausgelegt und der »große« Coach ist mit Sicherheits- und Hilfestellung immer zugegen. Für Menschen, die schon mit dem kleinen Coach ein gewisses Leistungsniveau erreicht haben, ist das Slacken eine hervorragende Weiterführung und macht dann wirklich Laune!

Gerade zu Anfang sollte man nicht ohne fremde Hilfe über das Band balancieren. Ein einfacherer Einstieg in das Gerät ermöglichen zwei Walkingstöcke, an denen man sich halten und noch folgende Übung machen kann.

Ausführung Stellen Sie sich mit dem Gesicht zum Band, die Stöcke stehen dahinter und Sie halten in jeder Hand einen fest.

Setzen Sie dann einen Fuß auf das Band, steigen Sie hoch und wieder runter.

Häufigkeit

- 3 × 10 Wiederholungen pro Seite

Inlineskaten

Wer einigermaßen sportlich ist, trainiert mit Inlineskaten auf einzigartige Weise sein Gleichgewicht und vor allem auch sein Fußgewölbe. Letzteres wird automatisch aufgebaut, da das Gleichgewicht und die ökonomische Fortbewegung davon abhängig sind.

Üben kann man auch im Stehen. Da durch die Rollen die Unterstützungsfläche des Fußes verkleinert ist, birgt das Stehen auf einem Bein schon jede Menge Herausforderung.

Ausführung Die Inlineskater sind an den Füßen. Halten Sie sich an einer Stange fest und heben Sie ein Bein. 1

Lösen Sie langsam die Hände von der Stange und versuchen Sie, das Gleichgewicht

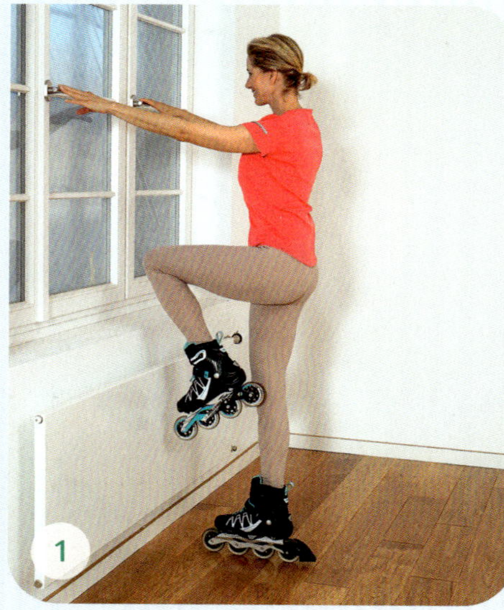

1

zu halten und leicht das Knie zu beugen und wieder zu strecken. Dabei das Knie nicht nach innen abknicken. 2

Häufigkeit

- 3 × 10 Wiederholungen

Variante Beim Fahren auf beiden Füßen die Knie in der Achse beugen und strecken.

Aber Vorsicht: Diese Übungen sind im Fahren nur für Cracks geeignet, da das Verletzungsrisiko beim Sturz hoch ist. Deshalb sollten Sie auch unbedingt Bein- und Armschützer tragen. Wer aber schon fit genug ist, kann 10 gemütliche Runden auf einem geteerten Parkplatz drehen und hat dann schon intensiv die Fußmuskeln trainiert.

Stand-up-Paddeling

Bei dieser Sportart stehen Sie auf einer Art Surfbrett ohne Segel und haben ein Paddel in der Hand. Wie ein Gondoliere in Venedig bewegen Sie sich auf dem Wasser fort. Wer keine Scheu vorm Nasswerden hat, gerade stehen kann und einen See in der Nähe hat, kann bedenkenlos vor sich hin paddeln, das Gleichgewicht trainieren und der Fußstabilisation dabei Aufmerksamkeit schenken. Stand-up-Paddeling hat etwas Meditatives. Wer also auch noch für das innere Gleichgewicht Unterstützung braucht, ist damit gut bedient. Allerdings nur, wenn er nicht zu weit und nicht bei hohem Wellengang hinausrudert! Dann kommt nämlich die DLRG ganz prosaisch und unmeditativ auf einen zu ...

Jedes Achsentraining, das Sie schon kennengelernt haben, können Sie dabei auch noch gefahrlos ausprobieren. Fangen Sie mit kleinen Kniebeugen an.

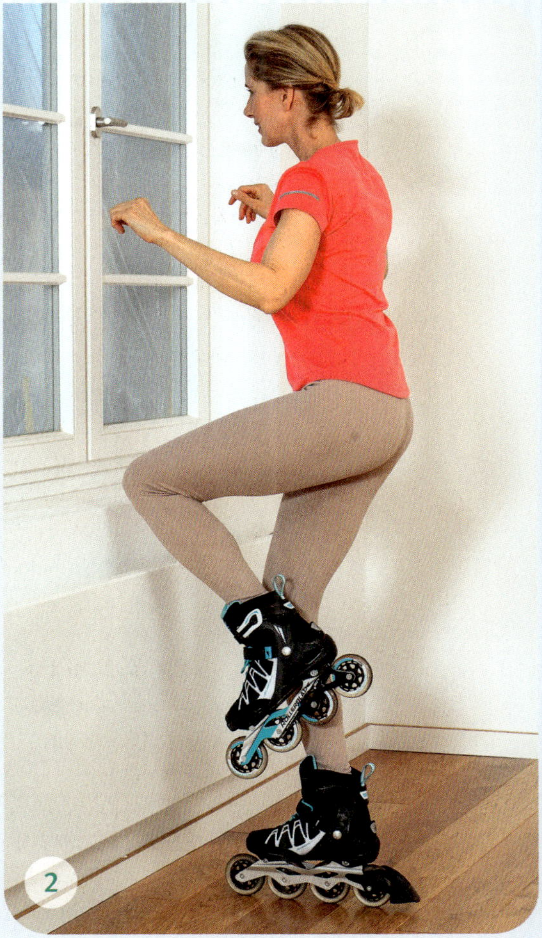

Special Feet

Jeder Fußabdruck ist wie ein Fingerabdruck – individuell. Jeder Fuß braucht daher spezielle Unterstützung. In diesem Kapitel sind die häufigsten Fußabweichungen und ihre adäquaten Übungen aufgezeigt.

In der Testung haben Sie bereits Ihre ganz persönliche Spur erkannt. Damit Sie nun die Übungsprogramme sinnvoll und individuell ergänzen, können hier Übungen und Unterstützungshilfen zu den jeweiligen »Spezialfüßen« »dazu gebucht« werden. Ganz systematisch.

Bei den verschiedenen Kategorien gibt es auch Faszienübungen. Faszien sind bindegewebige Häute, die die Muskeln und Sehnen als Schutz umhüllen. Man mobilisiert Sie mit festen, rollenden Gegenständen, das mobilisiert gezielt die Strukturen. Bei einigen Übungen sind Anleitungen hinzugefügt, wie man mit Tapeband die Muskelstrukturen unterstützen kann. Tape ist ein elastisches Klebeband, das man in jeder Apotheke, aber auch in Sanitätsgeschäften oder im Internet bekommt. Sollten Sie empfindlich auf das Klebematerial des Bands reagieren, müssen Sie auf diese Form der Unterstützung verzichten. Das Tapeband hält zirka drei bis vier Tage, dann löst es sich langsam ab. Bei Bedarf können Sie es immer wieder anlegen.

1. Der Knickfuß und der Plattfuß

Bei einem Knickfuß nähert sich der Innenknöchel immer mehr dem Boden und überdehnt dabei permanent die Innenbandstrukturen, während die Gelenke außen einseitig belastet werden. Wenn die Ferse nach innen abknickt, schwächt sich das Längsgewölbe ab, was die Statik des ganzen Körpers belastet. Die Großzehe wird zu den anderen Zehen hin verschoben und entwickelt sich auf Dauer zu einem Hallux valgus (Seite 124), der seine eigenen Symptome entwickelt. Dadurch, dass die Knie nach innen sinken, entwickeln sich in der Folge oft X-Beine, das Becken kippt nach vorne und die untere Wirbelsäule verstärkt ihre Vorwölbung. 80 Prozent aller Frauen haben einen Knickfuß. Verantwortlich dafür ist eine schwache Muskulatur durch Nicht- oder Falschbelastung, unterstützt durch falsches Schuhwerk und ein schwaches Bindegewebe. Erstaunlich oft kann ein Körper diesen Knickfuß für lange Zeit kompensieren. Aber häufig gibt es auch Beschwerden wie Kopfschmerz und Wirbelsäulenprobleme, die unerkannt ihre Ursache in der Fußstatik haben.

Ein Knickfuß kann auch durch einen Plattfuß entstehen und umgekehrt. Der Plattfuß steht nämlich plan mit der ganzen Sohle auf dem Boden, es existiert überhaupt kein Gewölbe mehr und jeder Schritt ist wie ein Schlag ins Gesamtgefüge. Eine starke Muskulatur kann und soll dem Einhalt gebieten.

Ziele beim Knick- und Plattfußtraining:

- Längsgewölbe aufbauen
- Ferse zentrieren
- Elastizität erhalten

Druckbelastung der Sohle bei Plattfuß im Stehen

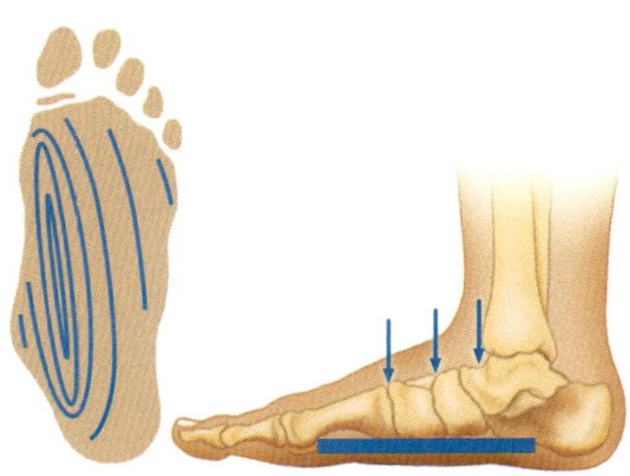

Larsen C. Gut zu Fuß ein Leben lang. 5. Aufl. Stuttgart: TRIAS Verlag; 2019

Druckbelastung der Sohle bei Knickfuß im Stehen

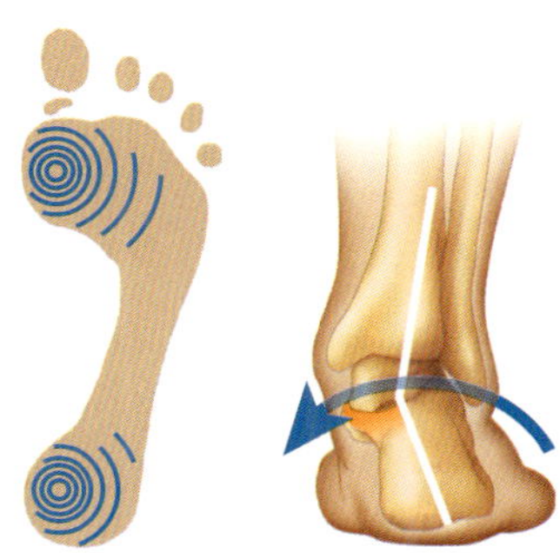

Larsen C. Gut zu Fuß ein Leben lang. 5. Aufl. Stuttgart: TRIAS Verlag; 2019

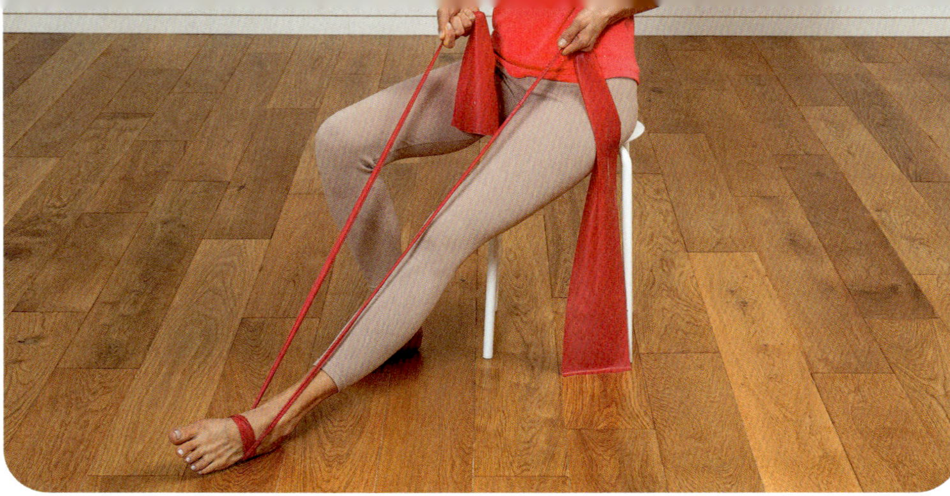

Knick-/Plattfuß-Training: Thera-Band

» Mit dieser Übung bewegt sich der Fuß gegenläufig zu seiner »Fehlstellung«.

Ausführung Sie sitzen auf dem Hocker und haben um den Fuß ein Thera-Band gewickelt. Die Enden halten Sie gespannt in der Hand. Die Beine sind gestreckt.

Bewegen Sie den Fuß und Fußaußenrand von der Nase weg gegen den Widerstand des Bandes und ziehen Sie gleichzeitig mit den Händen die Thera-Bandenden zu sich her.

Häufigkeit

- 3 × 10 Wiederholungen pro Seite

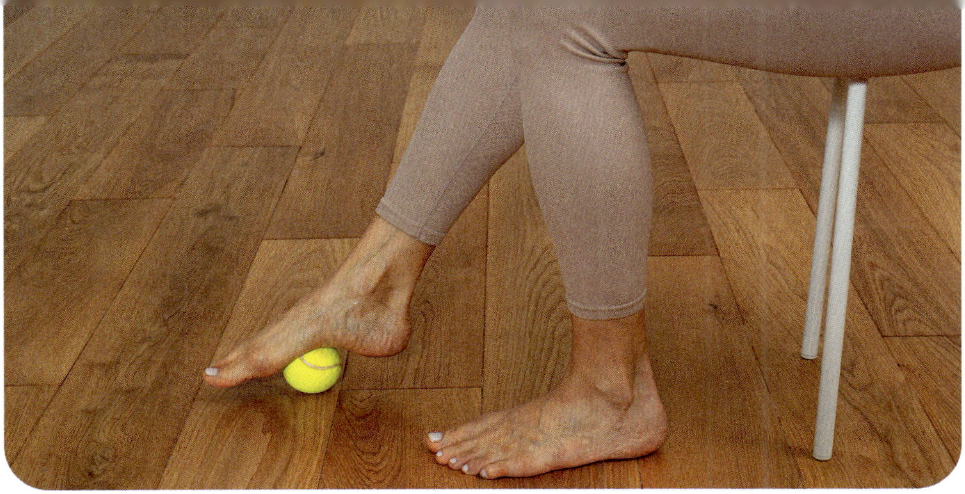

Knick-/Plattfuß-Training: Faszientraining

» Um die gewölbebildende Muskulatur optimal aufbauen zu können, werden in dieser Übung die Faszien am Längsgewölbe mobilisiert.

Ausführung Legen Sie im Sitzen einen Tennis- oder Igelball unter den Vorfuß und geben Sie Druck darauf, bis sich ein leichter Schmerz einstellt.

Mit diesem festen Druck rollen Sie den Ball langsam zur Ferse hin und wieder zurück. Zuerst am Innenfuß, dann langsam beim Vor- und Zurückrollen nach außen wandern.

Verweilen Sie an den besonders schmerzhaften Stellen.

Dauer

- 2 Minuten pro Seite

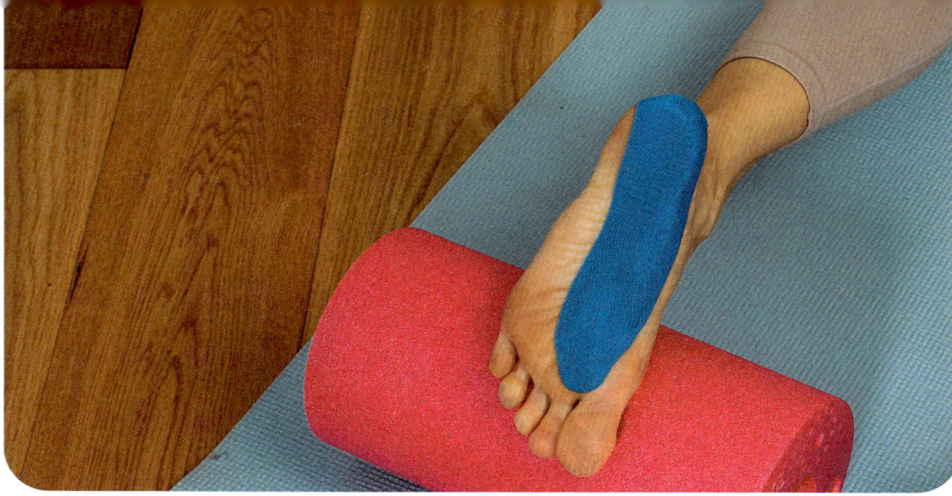

Knick-/Plattfuß-Training: Tapen

» Mit einem Kinesiotape unterstützen Sie das Fußgewölbe. Es ist aber auch eine Erinnerungshilfe für Kopf und Muskulatur, immer wieder diese Bewegung auszuführen und zu halten.

Ausführung Die Tapelänge, die Sie für das Längsgewölbe benötigen, wird von der Ferse bis zu den Zehenballen gemessen und abgeschnitten. Schneiden Sie die Kanten rund.

Bei der Tapeanlage ist der Fuß »gespitzt«, die Zehen bewegen sich also von der Nase weg. Sie kleben das Band entlang der Fußwölbung unter leichtem Zug an.

Das Tape kann man immer wieder anlegen und gerade bei besonderen Belastungen bietet es sich als kleine Unterstützung an.

Dauer

- Legen Sie das Tape zirka zwei Wochen lang immer wieder an. Dann machen Sie eine Pause, damit sich kein Gewöhnungseffekt einstellt. Bei Bedarf können Sie dann die Anlage nach zwei Wochen wiederholen.

2. Der Spreizfuß

Wenn man seine Form betrachtet, ist der Spreizfuß der klassische »Schuhfuß«. Die Mittelfußknochen streben auseinander, während vorne die Zehen spitz zulaufen und sich eng aneinanderdrängen.

Bei einem Spreizfuß ist das Quergewölbe massiv abgeschwächt oder ganz »durchgetreten«. Häufig tritt durch den fehlenden Vorfußbogen eine schmerzhafte Schwiele an den Fußballen der zweiten bis vierten Zehen auf. Auch hier sind eine schwache Muskulatur, falsche Schuhe und ein schwaches Bindegewebe die Ursache.

In Folge des Spreizfußes entwickelt sich häufig an der Großzehe ein Hallux valgus (Seite 124), der wieder eine eigene Symptomatik mit sich bringt. Die anderen Zehen krallen ein, das sind die sogenannten Hammerzehen.

Die gute Nachricht: Da das kleine Gewölbe nicht nur von Bändern, sondern auch von Muskeln gehalten wird, kann man es wieder aufbauen. Disziplin und Ausdauer sind dabei Tugenden, die helfen, eine dauerhafte Veränderung herbeizuführen.

Folgen Sie Ihrem Coach, er hält Sie bei der Stange – oder eher auf den Füßen …

Ziele beim Spreizfuß-Training:

- Quergewölbe aufbauen
- Zehen und Vorfuß dehnfähig halten
- Steigerung der Stabilität
- Feinkoordination
- Wahrnehmung

Der Aufbau des Quergewölbes ist knifflig und erfordert am Anfang hohe Konzentration.

Druckbelastung der Sohle bei Spreizfuß im Stehen

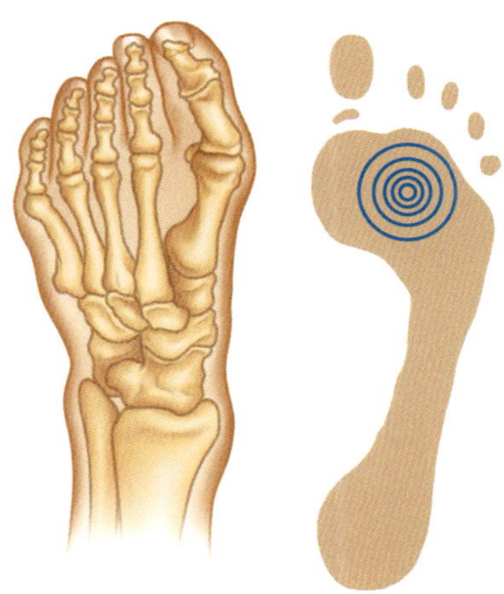

Larsen C. Gut zu Fuß ein Leben lang. 5. Aufl. Stuttgart: TRIAS Verlag; 2019

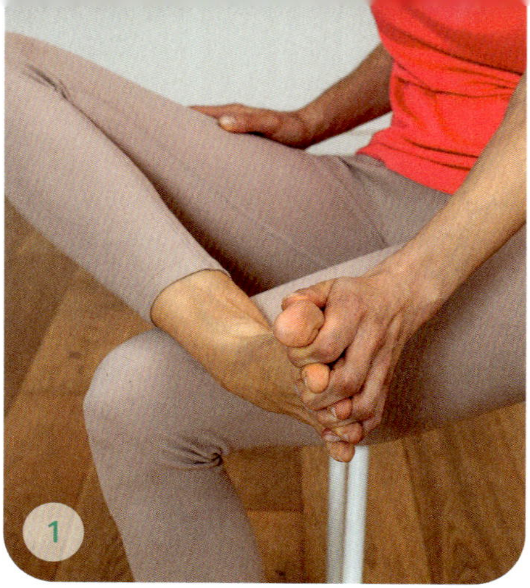

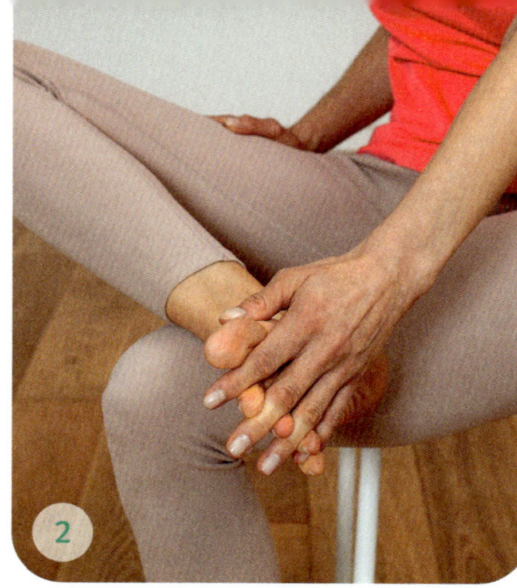

Spreizfuß-Training: Finger-Zehen-Spreizer

» Die gewölbebildenden Muskeln können nur aktiv werden, wenn der Fuß mobil genug ist.

Deshalb dehnen Sie mit dieser Übung Ihren Vor- und Mittelfußbereich und kräftigen die Muskulatur für das Quergewölbe.

Ausführung Sie sitzen auf einem Hocker und legen den rechten Fuß auf den Oberschenkel des linken Beines.

Fahren Sie von der Sohle aus mit den vier Fingern Ihrer linken Hand in die Zehenzwischenräume des rechten Fußes. Schieben Sie dabei die Finger, so weit es geht, nach vorne. Idealerweise sollten die »Schwimmhäute« fast bei den Zehen ankommen. ❶

Dann spreizen Sie Ihre Finger weit ab, drücken dabei die Zehen leicht in die Länge, aber nicht nach oben! ❷ Nun werden Ihre Finger straff von den Zehen umspannt. Die Zehen ziehen also nach innen zueinander hin, sodass sie auf die Finger drücken. Halten Sie diese Spannung einen kurzen Augenblick.

Häufigkeit

- 3 × 10 Wiederholungen

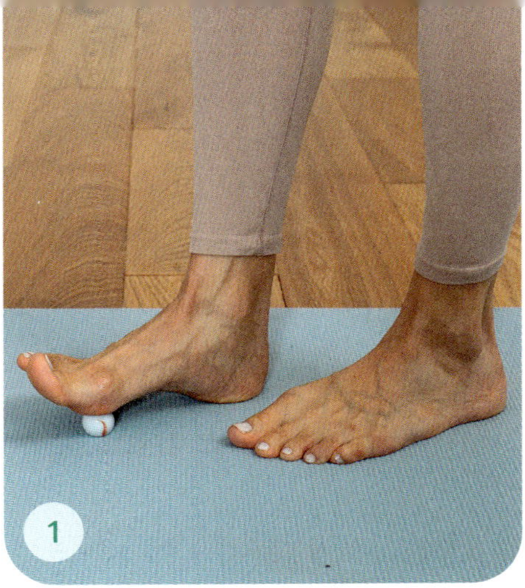

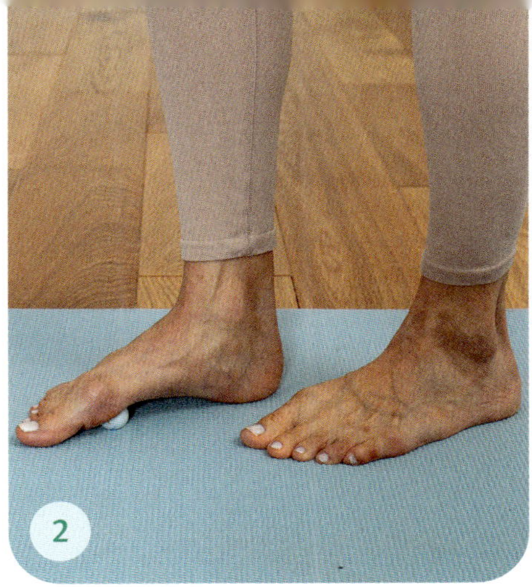

Spreizfuß-Training: Murmeltier

» Wie von Zauberfuß verschwindet die Murmel, wenn die Muskulatur stark genug ist. Aber seien Sie nicht ungeduldig: Es ist noch kein Meister vom Himmel gefallen.

Ausführung Sie stehen auf beiden Beinen. Eine Murmel liegt vor dem rechten Fuß.

Der rechte Fuß hebt ab, die Ferse bleibt am Boden. Der Vorfuß legt sich über die Murmel. ❶

Versuchen Sie jetzt, die Murmel wie ein Krake mit dem Vorfuß zu greifen, ohne dass die Zehen krallen. ❷

Legen Sie die Murmel wieder ab und wiederholen Sie die Übung.

Häufigkeit

- 3 × 10 Wiederholungen pro Seite

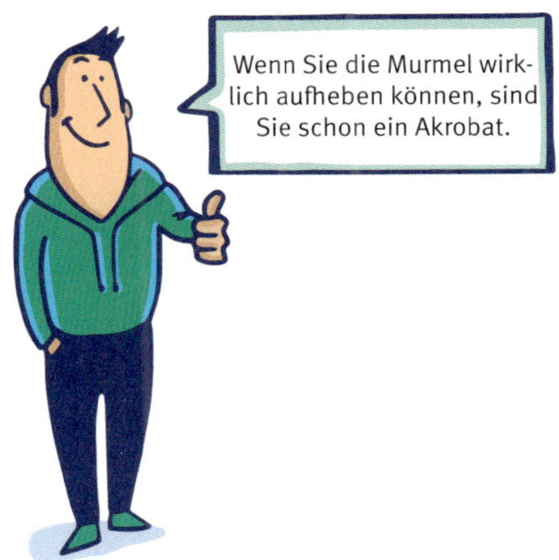
Wenn Sie die Murmel wirklich aufheben können, sind Sie schon ein Akrobat.

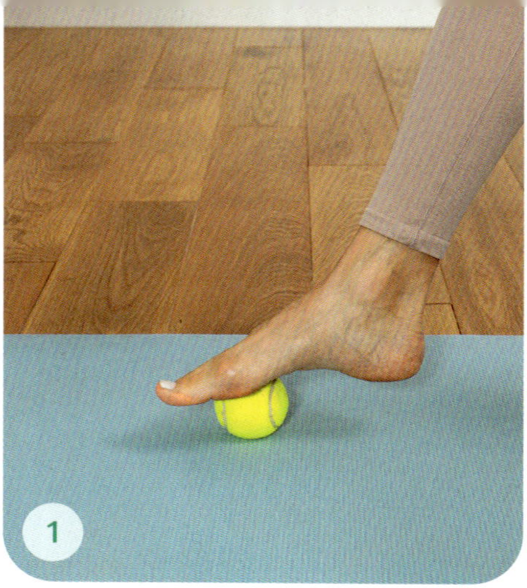

1

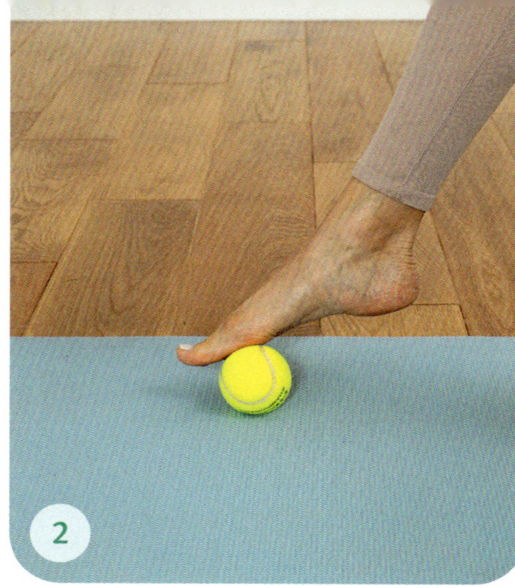

2

Spreizfuß-Training: Faszientraining

» Die Faszien der Muskulatur, die das Quergewölbe aufbauen, werden mit dieser Übung gelöst und mobilisiert.

Ausführung Sie stehen auf beiden Beinen. Ein Tennisball liegt unter den Zehenballen. ❶

Bauen Sie mit Ihrem Körpergewicht Druck auf die Sohle auf, bis es leicht schmerzt.

Dann rollen Sie mit den Zehenballen über den Ball, von rechts nach links und wieder zurück, ohne mit dem Druck nachzulassen. ❷

Dauer

- 2 Minuten

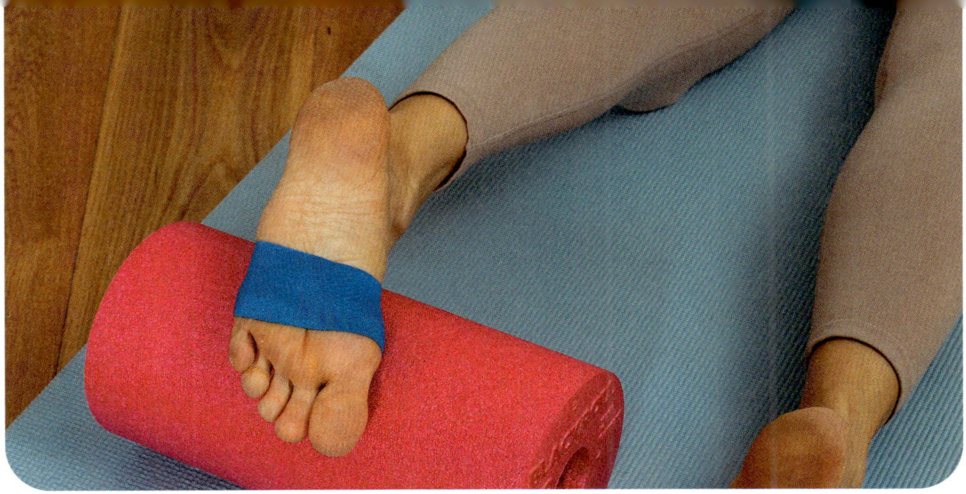

Spreizfuß-Training: Tapen

» Das Tape unterstützt das Fußgewölbe und dient als Erinnerungshilfe.

Ausführung Sie nehmen ein Tape in der Länge einer Vorfußbreite plus zwei Zentimeter.

Setzen Sie über dem Knöchel des kleinen Zehs an. Mit leichtem Zug kleben Sie das Band an der Ballenseite bis zur Großzehe. Dann fahren Sie weiter über das Großzehgrundgelenk fort bis zum Ende ist der Großzehknöchel.

Dauer

- Legen Sie das Tape für zwei Wochen immer wieder an. Dann machen Sie eine Pause, damit kein Gewöhnungseffekt stattfindet. Bei Bedarf können Sie nach zwei Wochen wieder ein Tape anlegen.

3. Der Hallux valgus

Der Hallux valgus betrifft die Großzehe und zeichnet sich durch folgende Symptome aus:

- Der große Zeh zieht zur zweiten Zehe hin, dadurch verändert sich die Lage der Sehne und verstärkt diese Zugrichtung.
- Das Großzehgrundgelenk, vor allem das Großzehmittelköpfchen, formt ein knöchernes Überbein an der Fußinnenseite, was am Schuh reiben kann.
- Häufig gibt es daher Druckstellen durch den Schuh am Großzehgrundgelenk.
- Das Abrollen über den Zeh fällt schwer oder tut weh.
- Die Abspreizkraft des Zehs ist abgeschwächt.

Gründe sind falsches Schuhwerk, Bindegewebsschwäche oder eine fehlende Gewölbekonstruktion. Deshalb sind alle Übungen für die Gewölbeaufrichtung (wie in den Übungsprogrammen beschrieben) und die Spezialübungen im Kapitel »Knickfuß« (Seite 116) sinnvoll.

Ziele beim Hallux-valgus-Training:

- Positionierung der Großzehe nach außen, aktiv und passiv
- Kräftigung der Abspreizmuskulatur

Im Gegensatz zum gesunden Fuß mit geraden Zehen (links) liegt beim Hallux valgus ein Knick im Großzehengrundgelenk sowie ein veränderter Sehnenverlauf vor.

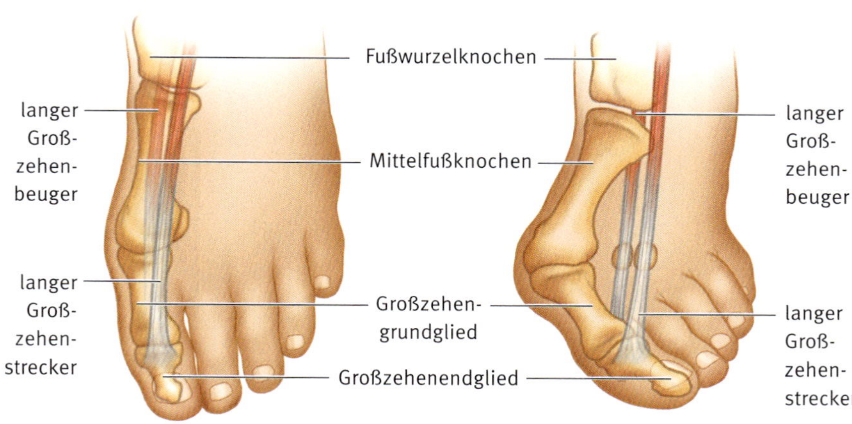

Larsen C. Gut zu Fuß ein Leben lang. 5. Aufl. Stuttgart: TRIAS Verlag; 2019

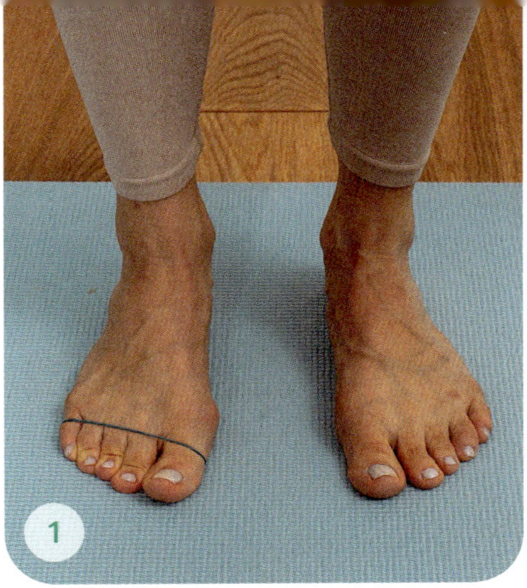

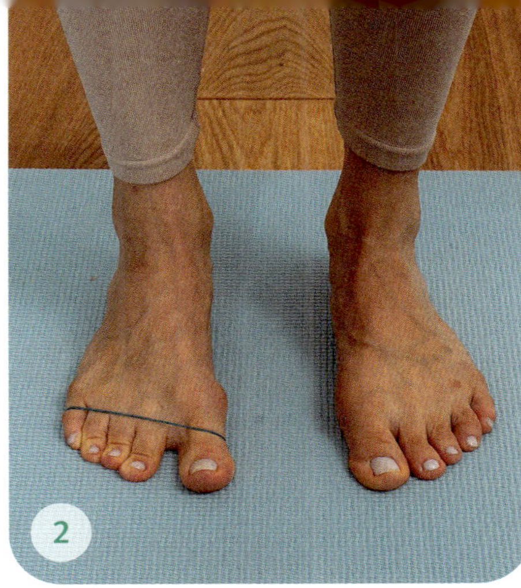

Hallux-valgus-Training: Abspreizer

» Mit dieser Übung wird die Muskulatur aktiviert, die die Großzehe außen hält. Seien Sie geduldig mit dem Bewegungsausmaß, es muss trainiert werden.

Ausführung Stellen Sie sich hin. Ein Gummiband ist um alle Zehen des rechten Fußes gespannt. ❶

Spreizen Sie nun die Großzehe nach außen ab, um das Gummiband zu dehnen. Die Großzehe sollte dabei nicht nach oben hin ausweichen, sondern parallel zum Boden nach außen geführt werden. ❷

Häufigkeit

- 3 × 10 Wiederholungen pro Seite

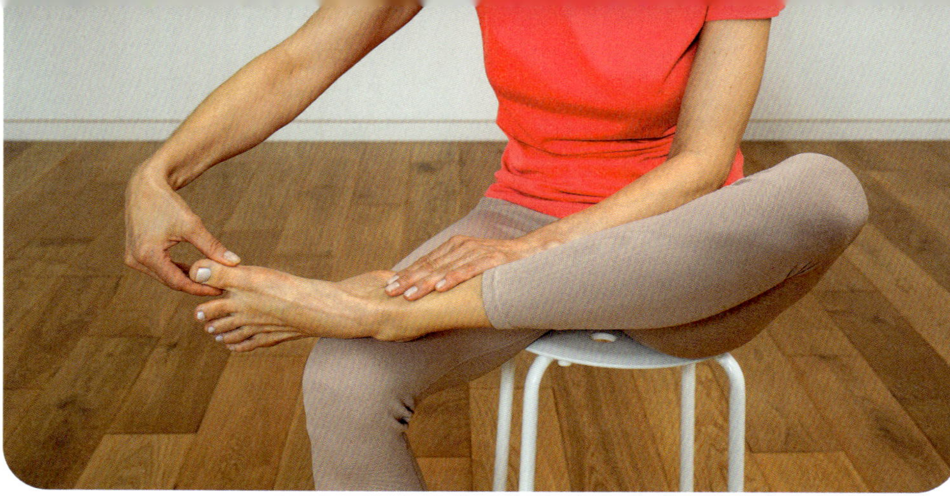

Hallux-valgus-Training: Zug mit der Hand

» Eine abgeknickte Zehe reizt pausenlos das Grundgelenk. Deshalb ist es gut, dem Gelenk durch einen Zug hin und wieder Entlastung zu gönnen. Das kann man auch gut vor dem Fernseher oder dem PC machen.

Ausführung Sie sitzen auf einem Hocker und legen den linken Fuß auf den Oberschenkel des rechten Beines.

Die rechte Hand umfasst mit den Fingern die große Zehe und zieht sie ein bisschen nach außen.

Dann ziehen die Finger die Zehe sanft in Verlängerung des Mittelfußknochens. 3 Sekunden halten.

Häufigkeit

- 3 × 10 Wiederholungen pro Zehe

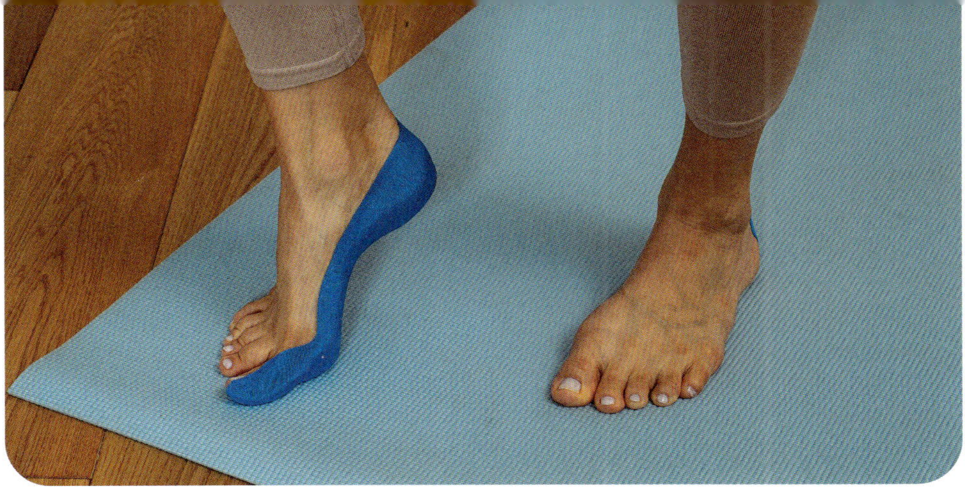

Hallux-valgus-Training: Tapen

» Das Tape hält die Zehe von ihrer Knickposition weg nach außen. Dabei unterstützt es die Abspreizmuskulatur.

Ausführung Für die Einschätzung der Tapelänge legen Sie das Band an der Außenseite der Großzehe an und führen es entlang der Innenseite des Fußes bis zur Rückseite der Ferse. Dann schneiden Sie das Band ab.

Beginnen Sie an der Innenseite der Großzehe. Ab dem Grundgelenk geben Sie einen leichten Zug auf das Band beim Aufkleben bis zum Fersenhinterrand.

Ist jetzt die große Zehe etwas vom zweiten Zeh entfernt, ist die Anlage richtig.

Dauer

- Bei Bedarf können Sie die Anlage nach zwei Wochen wiederholen.

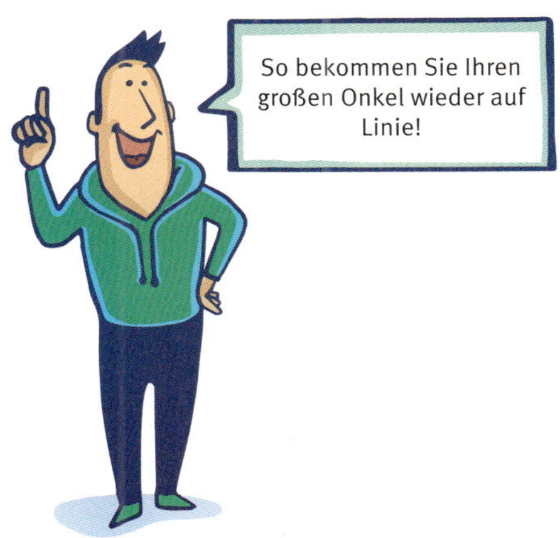

4. Der Hohlfuß

Zirka 10 Prozent aller Menschen haben einen Hohlfuß. Ein Hohlfuß hat ein zu starres Längsgewölbe mit einem hohen Fußrücken, der Bogen ist höher als zwei Finger breit. Der Hohlfuß ist als Folgeerscheinung häufig kombiniert mit einem Spreizfuß und die Ferse ist oft nach außen geknickt. Er zeichnet sich durch folgende Symptome aus:

- Dem Fußabdruck fehlt der Zwischenfußkontakt, es gibt keinen Abdruck zwischen Ferse und Ballen.
- Schmerzen unter den Fußballen und Schwielenbildung
- wenig bis keine Dämpfung beim Gehen
- Krallenzeh

Der Hohlfuß hat häufig eine neurologische Ursache. Aber auch das Tragen zu kleiner Schuhe, die zwar den Fuß in die Wölbung formen, aber keine physiologische Koordination der Muskeln zulassen, können Gründe sein. War in Ihrer Testung das Ergebnis Hohlfuß und haben Sie große Beschwerden, dann lohnt es sich, die genaue Ursache durch einen Facharzt herauszufinden. Die Fußmuskulatur zu trainieren, ist aber unter allen Umständen hilfreich! Da der Hohlfuß eine sehr hohe Spannung hat, ist auch jede Art von Dehnung, Wärme und Mobilisation, wie sie in den Programmen vorkommen, hilfreich.

Ziele beim Hohlfuß-Training:

- Entspannung der Sohlenmuskulatur, passiv und aktiv
- Elastizität aller Muskeln erreichen

Entspannungtipp

Durch die Wärme des Kirschkernkissens kann eine Entlastung und Entspannung erreicht werden. Schauen Sie sich die entsprechende Übung (Seite 40) im Programm für Einsteiger an.

Druckbelastung der Sohle bei Hohlfuß im Stehen

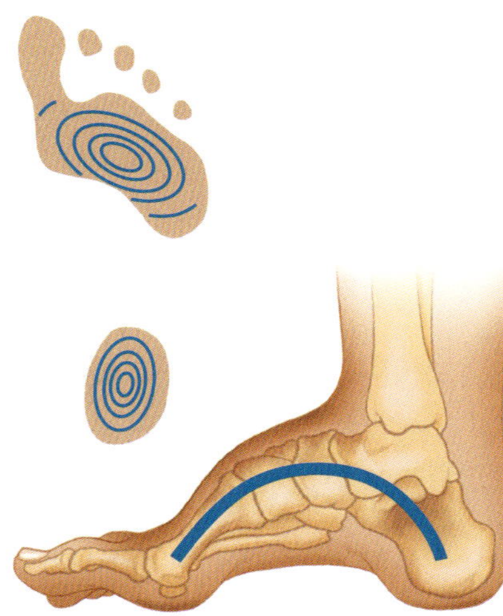

Larsen C. Gut zu Fuß ein Leben lang. 5. Aufl. Stuttgart: TRIAS Verlag; 2019

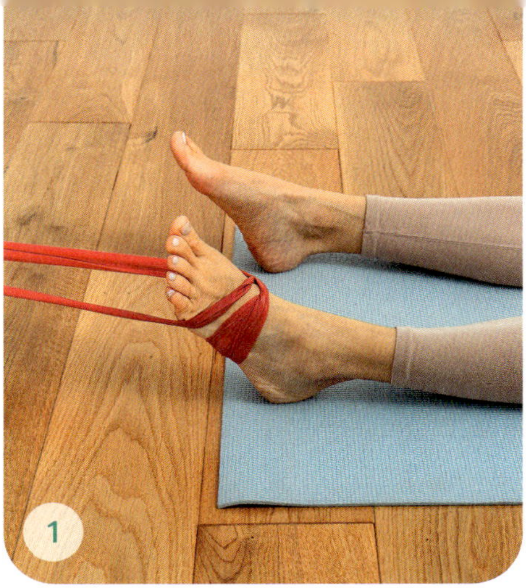

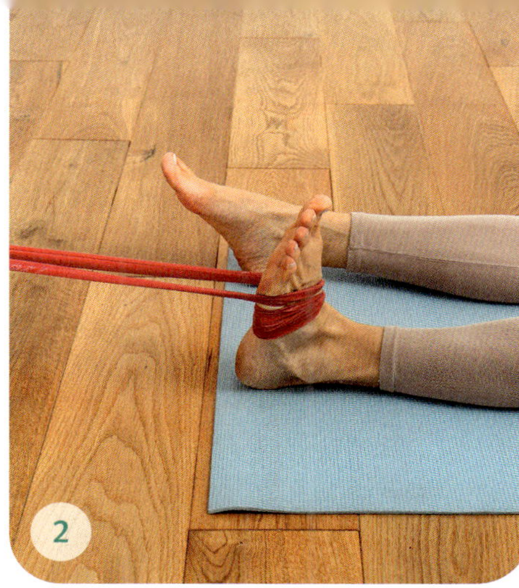

Hohlfuß-Training: Thera-Band

» Diese Übung eignet sich auch zur Stabilisierung des Sprunggelenks und bei Bandverletzungen nach Umknicken.

Ausführung Das Thera-Band wird an einem Tischbein befestigt.

Sie setzen sich mit ausgestreckten Beinen davor und legen das Band um einen Fuß herum. Dann rutschen Sie so weit nach hinten, bis das Band gespannt ist. ❶

Jetzt ziehen Sie Fuß, Zehen und Fußaußenrand zur Nase hin, gegen den Widerstand des Bandes, das Bein bleibt dabei gestreckt liegen. ❷

Danach gibt der Fuß wieder langsam dem Druck des Bandes nach.

Häufigkeit

- 3 × 10 Wiederholungen pro Seite

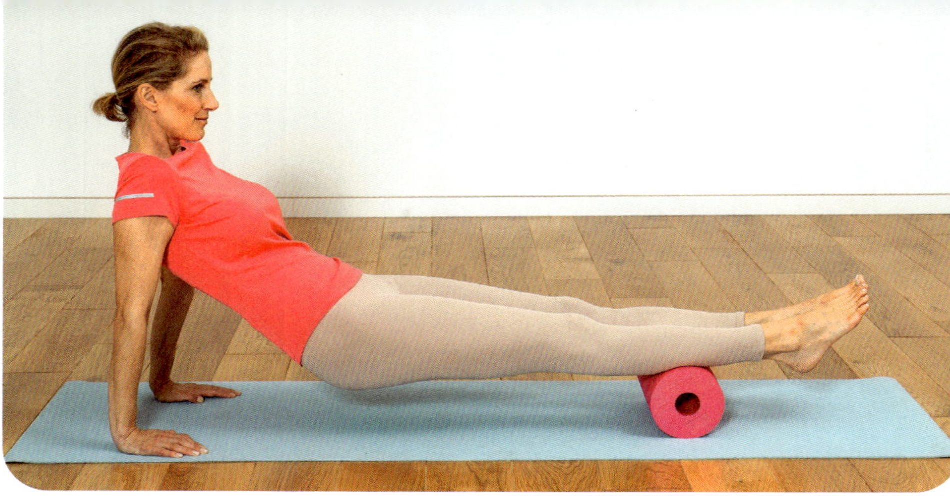

Hohlfuß-Training: Faszienrolle

» Bei dieser Übung wird die Wadenmuskulatur, die an der Ferse ansetzt, mobilisiert.

Ausführung Sie sitzen mit ausgestreckten Beinen auf dem Boden und unter Ihren Waden liegt eine große Faszienrolle (auch Blackroll genannt).

Dann stützen Sie sich mit den Händen nach hoben, sodass das Becken abhebt.

Langsam schieben Sie die Rolle entlang der Waden nach vorne und hinten.

Dauer

- 2 Minuten

5. Varusstellung der Ferse

Bei der Varusstellung kippt die Ferse nach außen ab. Die Ursachen sind vielfältig, manchmal ist die Stellung die Folge eines Hohlfußes oder einer Verletzung. Nicht selten entwickelt sich an der Sprunggelenkinnenseite eine Arthrose. Die Außenbänder sind meist überdehnt und instabil, die Kniegelenke stehen häufig in O-Bein-Stellung. Da früher häufig Fußball spielende Männer eine Varusstellung hatten, bezeichnete man dieses Fehlstellungsbild oft als klassischen Fußballerfuß. Die Folgen des einseitigen Belastens im Fußball haben sich allerdings herumgesprochen. Viele Trainer haben ihre Übungen modifiziert, sodass ein Rückgang der Varusstellung zu verzeichnen ist.

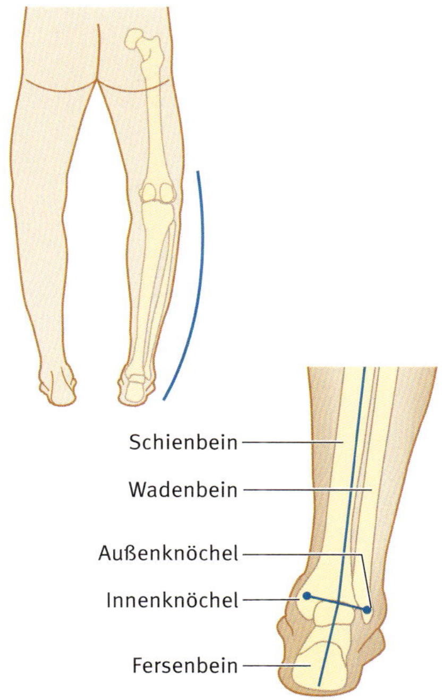

Achsenverschiebung bei Varusstellung in Knie- und Hüftgelenk (links) mit Auswirkungen im Sprunggelenk

Ziele beim Varus-Training:

- Zentrierung der Ferse
- Elastizität des unteren Sprunggelenks erreichen
- Sprunggelenkstabilisierung
- Gegenmuskulatur trainieren

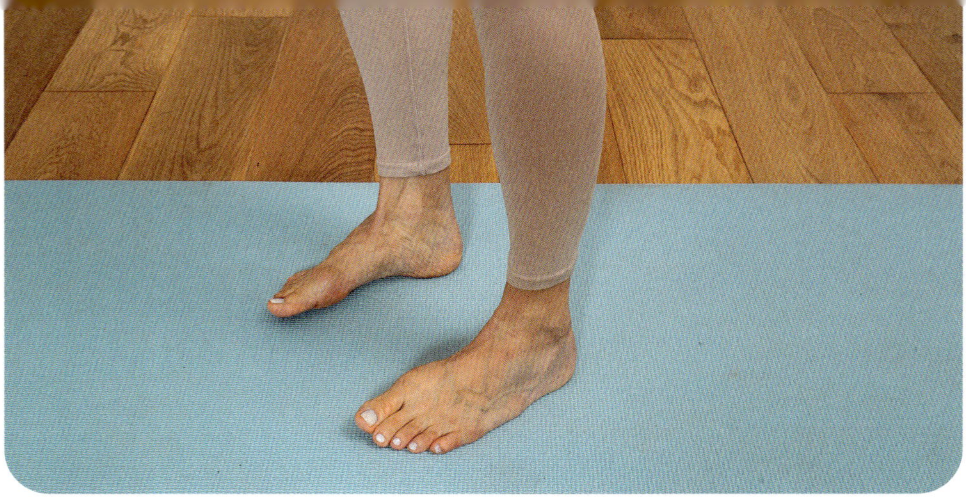

Varus-Training: Loten

» Mit dieser Übung bewegen Sie das untere Sprunggelenk langsam in seine Achse.

Ausführung Sie stehen auf beiden Füßen und die Fußmittellinien sind parallel zueinander.

Kippeln Sie jetzt beide Fersen 10 Mal nach innen und außen. Danach werden die Kippbewegungen immer kleiner, bis sich die Kniescheiben über dem zweiten Zeh einpendeln.

Danach machen Sie eine leichte Kniebeuge, 3 Zentimeter hoch und runter. Die Ferse bleibt stabil in der Mitte.

Häufigkeit

- 3 × 10 Wiederholungen der Kniebeuge

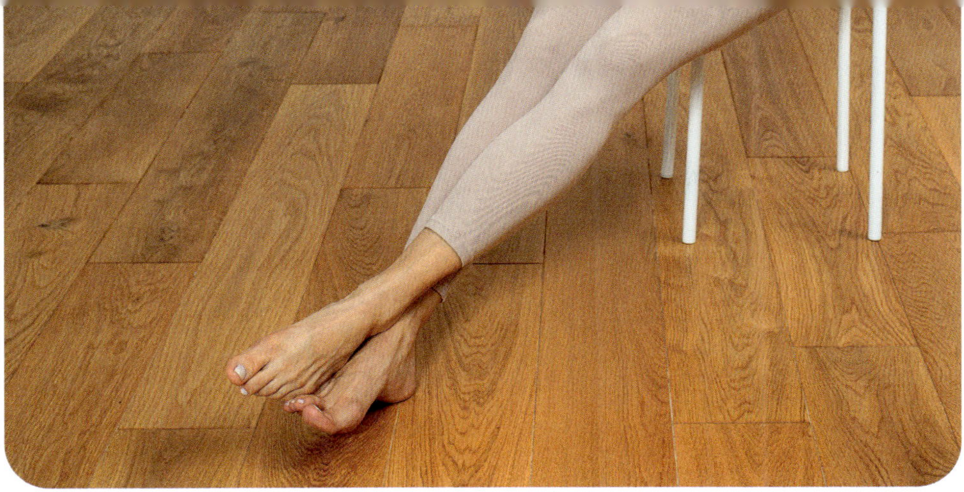

Varus-Training: Fuß an Fuß

» Um die Ferse wieder in Position zu bringen, kräftigt man die Fußmuskulatur, die den Fußaußenrand nach oben zieht.

Diese spezielle Übung kräftigt die kleine Wadenbeinmuskulatur, die dem Hohlfuß entgegenwirkt.

Ausführung Sie sitzen auf einem Hocker, die Beine sind ausgestreckt.

Schlagen Sie jetzt einen Fuß über den anderen. Beide Füße sind nach unten gestreckt. Der obere Fuß drückt den Fußaußenrand des unteren Fußes nach unten. Der untere Fuß drückt immer gegen den oberen Fußaußenrand. Der Vorfuß bleibt aber unten.

Häufigkeit

- 3 × 10 Wiederholungen pro Seite

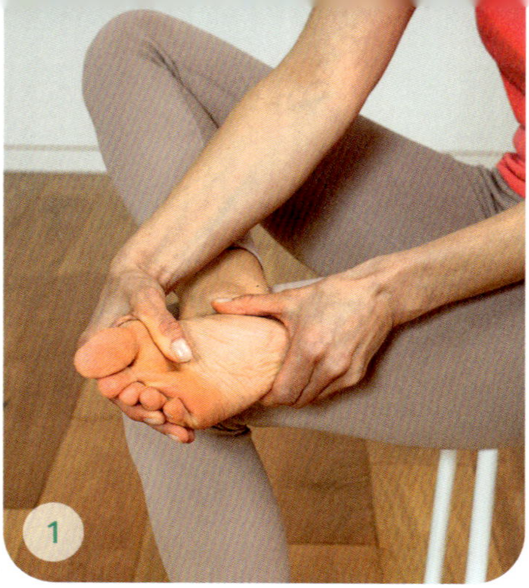

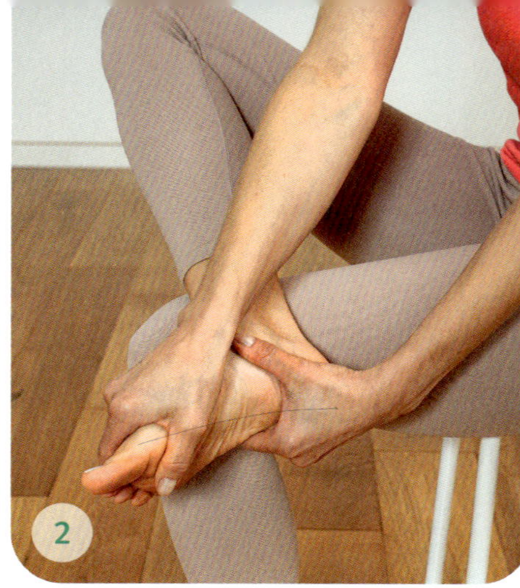

Varus-Training: Hand zu Fuß

» Die Mobilisierung des unteren Sprunggelenks mit der Hand, wie in »Anatomie in vivo« (Seite 22) beschrieben, hilft Bewegungseinschränkungen zu vermindern.

Ausführung Sie sitzen auf einem Hocker und legen den rechten Fuß auf den Oberschenkel des linken Beines.

Sie umfassen die Ferse mit der linken Hand und den Vorfuß mit der rechten Hand. ❶

Jetzt bewegen Sie die Ferse wie beim Loten nach rechts und nach links. ❷

Häufigkeit

- 15 Wiederholungen pro Seite

Häufige Fußprobleme

Sie haben Fußschmerzen oder -schwierigkeiten, die beim Eingangstest nicht erwähnt wurden? Oft sind in den klassischen Übungen schon die Lösungen für Ihre Beschwerden enthalten. Im Folgenden sind drei häufige Fußstörungen erläutert.

Der Fersensporn

Unter einem Fersensporn versteht man einen dornartigen Knochenauswuchs an der Ferse. Er kann am Ansatz der Achillessehne entstehen, also hinten, oder unten an der Sohle. Diese Verkalkung ist als stechender Schmerz zu spüren. Überbelastung durch Fehlstellung des Fußes oder Übergewicht, aber auch plötzliches ungewohntes Sporttreiben können die Ursache sein. Auf Dauer benötigt der Fuß genau das Training, das der kleine Coach in den Übungsprogrammen anbietet. Vor allem die Faszien und die Sehnen sollten mobilisiert werden.

Speziell eignen sich folgende Übungen:

- Faszienrolle (Seite 117): Hier gilt vor allem die »Davos«-Regel – besonders dort spiralförmig und intensiv bearbeiten, »da wo's« wehtut.
- Primaballerina (Seite 96), Variante
- Stretch-Quartett (Seite 100), Phase 3

Der Hammer- und Krallenzeh

Hammerzehen sind im Mittel- oder Endgelenk stark gebeugt. Das geht oft mit Schwielen einher. Da durch die »gekrallte« Haltung der vorderen Zehengelenke eine Stauchung zum Fuß entsteht, wird das Grundgelenk häufig überstreckt. Bei einem Krallenzeh sind die letzten beiden Gelenke des Zehs betroffen, aber auch das Grundgelenk ist (wie beim Hammerzeh) überstreckt.

Die Ursache ist bei beiden dieselbe, nur die Optik unterscheidet sich. Der Grund für die Verformung ist meistens falsches Schuhwerk, Fehlbelastung und ein daraus resultierender Spreizfuß. Somit sind alle Übungen zum Spreizfuß (Seite 120) empfehlenswert. Oft schmerzt der falsche Schuh den Zeh, aber auch auftretende Schwielen und Hühneraugen.

Speziell eignen sich folgende Übungen:

- Faszienrolle (Seite 117)
- Fersensitz (Seite 100)
- Rollmops (Seite 52): Dehnen Sie grundsätzlich beim Hammerzeh sowohl Sohle als auch Fußrücken.

Finden Sie Ihre Mitte!

Den Fuß in Balance zu bringen bedeutet, sein Gleichgewicht zu finden. Mit diesen Übungen will der kleine Coach Sie ins Wanken bringen, um Sie wieder auf die Füße zu stellen.

Es gibt einiges an Übungsmaterial dafür, das Platz in der kleinsten Hütte findet. Zwei Gegenstände stellt Ihnen der kleine Coach nun vor.

Balance Pad

In dieses schaumstoffartige Kissen sinken die Füße ein wenig ein. Deshalb ist allein schon, darauf ruhig zu stehen, eine Übung. Es gibt viele verschiedene Möglichkeiten, damit zu trainieren. Eine Lieblingsübung des kleinen Coachs ist das Achterschwingen.

Achsentraining und Achtertraining
Die spiralförmige Acht ist der Grundgedanke unserer Bewegungen bei dieser Übung.

Darum geht es Das Standbein braucht die Stabilität der Achse, während das Spielbein, ausgehend von der Hüfte, tendenziell eine Acht beschreibt. Die Übungsziele sind Gleichgewicht, Kraft und Koordination.

Ausgangsstellung Sie stehen auf dem Balance Pad und heben ein Bein an.

Ausführung Bauen Sie nun das Längsgewölbe mit dem Fuß-Bridging (Seite 24) auf und machen Sie eine kleine Kniebeuge. Achten Sie darauf, dass das Knie dabei nicht nach innen oder außen ausweicht, sondern in der Achse bleibt.

Dann beschreiben Sie mit dem Spielbein eine Acht. Beim Strecken des Standknies

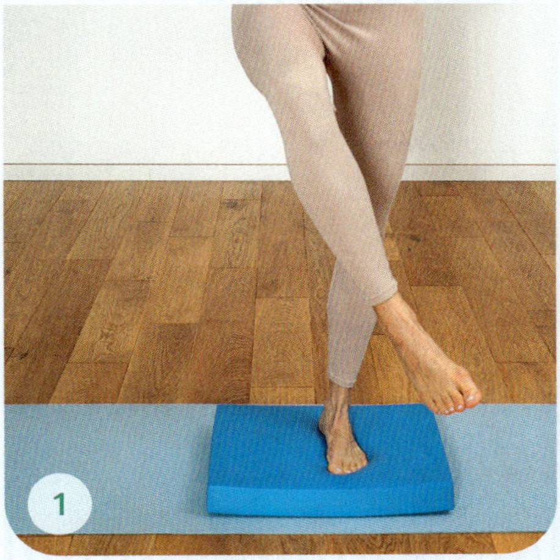

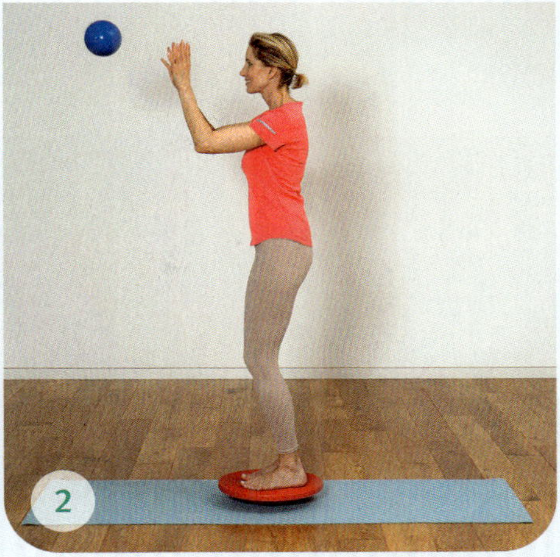

bewegt sich die Ferse des Schwungbeins vor dem Körper nach oben und zeichnet den Kopf der Acht. Beim Beugen kreuzt die Ferse nach hinten und zeichnet den Bauch der Acht. So entsteht eine schwungvolle Bewegung. ❶

Danach wechseln Sie die Seite.

Häufigkeit

- 3 × 20 Sekunden pro Seite

Therapiekreisel

Der Therapiekreisel ist eine halbrunde Unterlage, auf der man beim Stehen alles im Gleichgewicht halten muss. Deshalb sucht der Körper ganz automatisch seine Mitte. Sehr abwechslungsreich wird es, wenn man noch einen Ball zur Hand hat.

Ball und Balance

Das Auge ablenken und trotzdem das Gleichgewicht halten – das ist die Kunst!

Darum geht es Während Sie dem Ball nachblicken, muss der Rest des Körpers ganz ohne Augenpunkt das Gleichgewicht halten – propriozeptives Training mit Spaß.

Ausgangsstellung Sie stehen mit beiden Beinen auf dem Kreisel vor einer freien Wand und haben den Ball in der Hand.

Ausführung Jetzt werfen Sie den Ball gegen die Wand und fangen ihn wieder auf. Erhöhen Sie ruhig hin und wieder die Frequenz. ❷

Dauer

- 5 Minuten

Das 12-Wochen-Trainings-tagebuch

Dauerhafte Veränderung braucht drei Monate. Protokollieren Sie Ihre Erfolge, um am Ball zu bleiben! Wer schreibt, der bleibt! Schwarz auf weiß zeigen sich Ihre Fort-Schritte, Schritte zu Ihrer Gesundheit!

Der kleine Coach hat 4 von 10 relevanten Aufbauübungen für das Protokoll herausgefiltert. Alle zwei Wochen notieren Sie nun Ihre Ergebnisse zu diesen Übungen. Alle zwei Wochen die Wiederholungszahl um zwei zu erhöhen, ist eine Standardzahl, die nicht auf jeden zutreffen muss. Wenn diese Erhöhung in diesem Zeitraum nicht klappt, ist das völlig in Ordnung. Dann gibt es »Extrarunden«, bei der die Wiederholungszahl gleich bleibt. Können Sie deutlich schneller erhöhen, steigern Sie entweder die Satzanzahl oder wechseln Sie zum nächsten Übungsprogramm-Niveau.

Warum gerade 12 Wochen? Weil Studien nachgewiesen haben, dass es Zeit braucht, eine Gewohnheit zu verändern. Auch für den effizienten Muskelaufbau sind sechs Wochen noch zu wenig, bei 12 Wochen ist aber eine Veränderung spürbar. Um das Gehirn und die Muskeln umzuprogrammieren, braucht es also diese Zeit. Der Weg

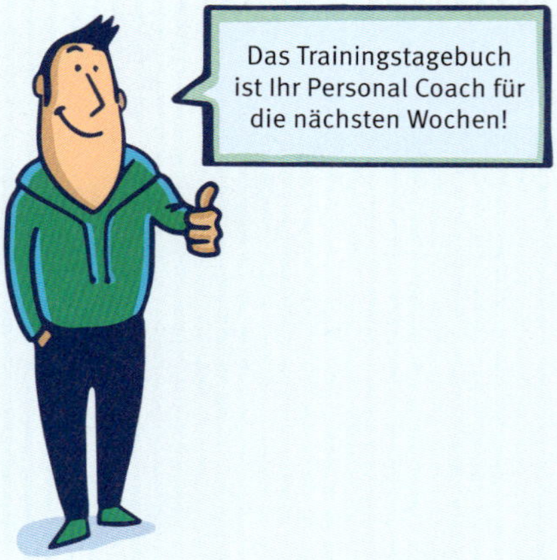
Das Trainingstagebuch ist Ihr Personal Coach für die nächsten Wochen!

ist das Ziel! Um diese Umstrukturierung zu ermöglichen, ist das Trainingstagebuch optimal geeignet – ein Personal Coach, der Sie motiviert und freundlich begleitet.

Übungsprogramm für Einsteiger

Hocker-Bridging (Seite 44)

Woche	1	3	5	7	9	11	12
Wiederholungen	5						

Fußwippe (Seite 46)

Woche	1	3	5	7	9	11	12
Wiederholungen	10						

Aufstand-Achsentraining (Seite 56)

Woche	1	3	5	7	9	11	12
Wiederholungen	10						

Mit dem Fuß durch die Wand (Seite 58)

Woche	1	3	5	7	9	11	12
Dauer	3 × 10 Sekunden						

Übungsprogram für Fortgeschrittene

Fuß-Bridging (Seite 70)

Woche	1	3	5	7	9	11	12
Wiederholungen	10						

Ballerina (Seite 72)

Woche	1	3	5	7	9	11	12
Wiederholungen	10						

Einbeinstand (Seite 82)

Woche	1	3	5	7	9	11	12
Wiederholungen	10						

Aerobic light (Seite 84)

Woche	1	3	5	7	9	11	12
Wiederholungen	10						

Übungsprogramm für Experten

Fuß-Bridging (Seite 94)

Woche	**1**	**3**	**5**	**7**	**9**	**11**	**12**
Wiederholungen	10						

Primaballerina (Seite 96)

Woche	**1**	**3**	**5**	**7**	**9**	**11**	**12**
Wiederholungen	10						

Jump! (Seite 104)

Woche	**1**	**3**	**5**	**7**	**9**	**11**	**12**
Wiederholungen	10						

Standwaage (Seite 106)

Woche	**1**	**3**	**5**	**7**	**9**	**11**	**12**
Wiederholungen	5						

Literaturverzeichnis

Bartrow, Kay: **Lucky Feet – Starke und gesunde Füße.** Stuttgart: TRIAS; 2019

Kollrack, Yvonne: **Warum wir unsere Füße auf Händen tragen sollten.** München: Ullstein; 2020

Hochschild, Jutta: **Strukturen und Funktionen begreifen.** Stuttgart: Thieme; 2002

Rauber, Anton und Kopsch, Friedrich: **Anatomie des Menschen.** Stuttgart: Thieme; 2003

Schomacher, Jochen: **Manuelle Therapie – Bewegen und spüren lernen.** Stuttgart: Thieme; 2017

Liebe Leserin, lieber Leser,

hat Ihnen dieses Buch weitergeholfen? Für Anregungen, Kritik, aber auch für Lob sind wir offen.
So können wir in Zukunft noch besser auf Ihre Wünsche eingehen.
Schreiben Sie uns, denn Ihre Meinung zählt!

Ihr TRIAS Verlag

support.thieme.com/de-DE • thieme.com/produktsicherheit

/trias.tut.mir.gut

/trias_verlag

natuerlich.thieme.de/natuerlich-gesund

www.trias-verlag.de/newsletter

Stichwortverzeichnis

Bibliografische Information der Deutschen Nationalbibliothek
Die Deutsche Nationalbibliothek verzeichnet diese Publikation in der Deutschen Nationalbibliografie; detaillierte bibliografische Daten sind im Internet über http://dnb.d-nb.de abrufbar.

Programmplanung: Celestina Filbrandt
Projektmanagement: Kathrin Hage
Redaktion: Gabriele Gaßmann
Bildredaktion: Christoph Frick, Caroline Merdian
Layout: CYCLUS · Visuelle Kommunikation, Stuttgart
Umschlaggestaltung: © Thieme

Bildnachweis
Umschlagmotiv und Bild S. 3:
© Thieme unter Verwendung von
Foto: © glisic_albina/stock.adobe.com;
Zeichnung: Grafikbüro Schaaf, Bellheim
Fotos im Innenteil: Holger Münch, Stuttgart
Zeichnungen: Grafikbüro Schaaf, Bellheim;
Christine Lackner, Ittlingen

Die abgebildeten Personen haben in keiner Weise etwas mit der Krankheit zu tun.

1. Auflage 2021

© 2021. Thieme. All rights reserved.
TRIAS in Georg Thieme Verlag KG
Oswald-Hesse-Str. 50, 70469 Stuttgart, Germany
www.thieme.de

Printed in Germany

Satz: Reemers Publishing Services GmbH, Krefeld
gesetzt in Adobe Indesign CC 2020
Druck: AZ Druck und Datentechnik, Kempten

Gedruckt auf chlorfrei gebleichtem Papier

ISBN 978-3-432-11385-2
Auch erhältlich als E-Book:
eISBN (ePub) 978-3-432-11386-9

2 3 4 5 6

MIX
Papier | Fördert gute Waldnutzung
FSC® C008457

Wichtiger Hinweis: Wie jede Wissenschaft ist die Medizin ständigen Entwicklungen unterworfen. Forschung und klinische Erfahrung erweitern unsere Erkenntnisse. Ganz besonders gilt das für die Behandlung und die medikamentöse Therapie. Bei allen in diesem Werk erwähnten Dosierungen oder Applikationen, bei Rezepten und Übungsanleitungen, bei Empfehlungen und Tipps dürfen Sie darauf vertrauen: Autoren, Herausgeber und Verlag haben große Sorgfalt darauf verwandt, dass diese Angaben dem Wissensstand bei Fertigstellung des Werkes entsprechen. Rezepte werden gekocht und ausprobiert. Übungen und Übungsreihen haben sich in der Praxis erfolgreich bewährt.

Eine Garantie kann jedoch nicht übernommen werden. Eine Haftung des Autors, des Verlags oder seiner Beauftragten für Personen-, Sach- oder Vermögensschäden ist ausgeschlossen.

Marken, geschäftliche Bezeichnungen oder Handelsnamen werden nicht in jedem Fall besonders kenntlich gemacht. Aus dem Fehlen eines solchen Hinweises kann nicht geschlossen werden, dass es sich um einen freien Handelsnamen handelt.

Das Werk, einschließlich aller seiner Teile, ist urheberrechtlich geschützt. Jede Verwertung außerhalb der engen Grenzen des Urheberrechtsgesetzes ist ohne Zustimmung des Verlags unzulässig und strafbar. Das gilt insbesondere für Vervielfältigungen, Übersetzungen, Mikroverfilmungen und die Einspeicherung und Verarbeitung in elektronischen Systemen.

Datenschutz
Wo datenschutzrechtlich erforderlich, wurden die Namen und weitere Daten von Personen redaktionell verändert (Tarnnamen). Dies ist grundsätzlich der Fall bei Patienten, ihren Angehörigen und Freunden, z.T. auch bei weiteren Personen, die z.B. in die Behandlung von Patienten eingebunden sind.

Thieme nennt Autorinnen und Autoren konkrete Beispiele, wie sich die Gleichstellung von Frauen und Männern sprachlich darstellen lässt. Wo im Text (z.B. aus Gründen der Lesbarkeit) nur das generische Maskulinum verwendet wird, sind alle Geschlechter gleichermaßen gemeint.